Dr. Wolfgang Windmann

Mumijo Shilajit

Das schwarze Gold des Himalaya

WINDPFERD

Vollständig überarbeitete und aktualisierte Neuauflage der 2005 im Windpferd-Verlag erschienenen Erstausgabe *Mumijo*

4. Auflage 2021

Umschlaggestaltung: Andrea Barth – Guter Punkt/Agentur für Gestaltung

Bildquellen Cover:
© DanielPrudek/iStock/Getty Images Plus (Landschaft), Meike Haug (Schale)

Fotos und Illustrationen:
Abb. 2, 15: Peter Ehrhardt; Abb. 4: Meike Haug;
Abb. 1, 3, 5, 14, 24: N. Lawrenjuk; Abb. 6–9: Copyright by Rui Gu, Rong Ding Mingming Zhao, entnommen aus Ding et al.: *Mechanisms of generation and exudation of Tibetan medicine Shilajit (Zhaxun)* (siehe Quellenangabe Nr. 15);
Abb. 10, 11, 13: Dr. Wolfgang Windmann

Lektorat: Eva Wagner

Satz und Layout: Marx Grafik & ArtWork

Druck: Westermann Druck Zwickau GmbH

www.blauer-engel.de/uz195
· ressourcenschonend und umweltfreundlich hergestellt
· emissionsarm gedruckt
· überwiegend aus Altpapier
MI6
Dieses Druckprodukt ist mit dem Blauen Engel ausgezeichnet

Printed in Germany · ISBN 978-3-86410-307-0
www.windpferd.de

Inhalt

Vorwort zur 1. Auflage

Bis zum Jahr 1995 bin ich nie mit Mumijo in Berührung gekommen. Erst über russlanddeutsche Bekannte habe ich es kennengelernt. Die enorme Kraft, die in diesen heilenden Steinen steckt, hat mich seitdem nie wieder losgelassen, so wie das Mumijo auch andere in seinen Bann zog. Eher im Stillen gab ich Menschen in meinem Umfeld bei verschiedensten Erkrankungen Mumijo, und die Erfolge waren verblüffend. Diese Erfolge haben mich überzeugt, mich mit diesem Thema intensiver, und, wie es sich für einen Naturwissenschaftler gehört, fundierter zu beschäftigen. Die Beschäftigung auf trockener wissenschaftlich-sachlicher und faktischer Ebene schimmert immer wieder durch, bei aller Offenheit für die unsichtbaren und nur erlebbaren Dinge hinter den Dingen. Es gibt noch vieles staunend zu entdecken, wenn man die Überlieferungen aus alten Zeiten mit modernen wissenschaftlichen Methoden tatsächlich auch belegen kann und so der Volksmedizin den Stellenwert zukommen lässt, der ihr gebührt. Volksmedizin ist nichts anderes als jahrhundertelange Erkenntnisweitergabe präziser Beobachtung von Ursache und Wirkung.

So war es auch bei Mumijo. Bis vor etwa fünfzig Jahren wusste man nur, dass es wirkt, aber nicht, warum. Die beschriebenen Wirkungen werden jetzt erst langsam entschlüsselt und sind ein beeindruckender Beleg dafür, dass nicht der

Mensch den größten Einfallsreichtum hat, sondern die Natur. Immer mehr Menschen erkennen in den letzten Jahren die Grenzen der modernen Medizin, die den Menschen immer weniger als Ganzes betrachtet, sondern nur als eine Summe diverser Teile, und auch so behandelt. In vielen Bereichen mag die „Ersatzteil-Mentalität" in Ordnung sein, wo aber komplexere Vorgänge eine Erkrankung bedingen, versagt sie mit ihrem mechanistischen Weltbild regelmäßig. Aus dieser Erkenntnis heraus erfolgte beinahe zwangsläufig eine Rückbesinnung auf die ganzheitlichen Methoden, z. B. der Traditionellen Chinesischen Medizin oder des Ayurveda, deren Arzneiwissen ein Erfahrungsschatz von großer Dimension ist und zunehmend auch Bestätigung mittels deutlich verbesserter analytischer Methoden erfährt.

Aber: Nicht alle Heilmethoden, die früher mangels naturwissenschaftlicher und medizinischer Kenntnisse elementarer Zusammenhänge üblich waren, haben heute noch eine Daseinsberechtigung. Allerdings wird die in Schulmedizinerkreisen oft anzutreffende pauschal ablehnende Haltung gegenüber naturheilkundlichen Therapieformen den Möglichkeiten, die in diesen Sondertherapieformen stecken, ebenso wenig gerecht wie ihre pauschale Bejahung getreu dem Motto: Alles aus der Natur Kommende ist gut und unschädlich. Es gilt hier klar zu differenzieren und sachliche Aufklärungsarbeit zwecks Trennung von Spreu und Weizen zu leisten.

Dieses Buch ist das erste deutschsprachige Buch, das sich mit Mumijo beschäftigt und versucht, genau diesem Anspruch gerecht zu werden. Ich wünsche mir, dass viele Menschen durch die Lektüre den wahren Wert und die Bedeutung von Mumijo schätzen lernen, das uns in seiner Urform als unscheinbarer Gesteinsbrocken begegnet und erst nach und nach sein Geheimnis preisgibt.

Ihrhove, im Herbst 2004
Dr. Wolfgang Windmann

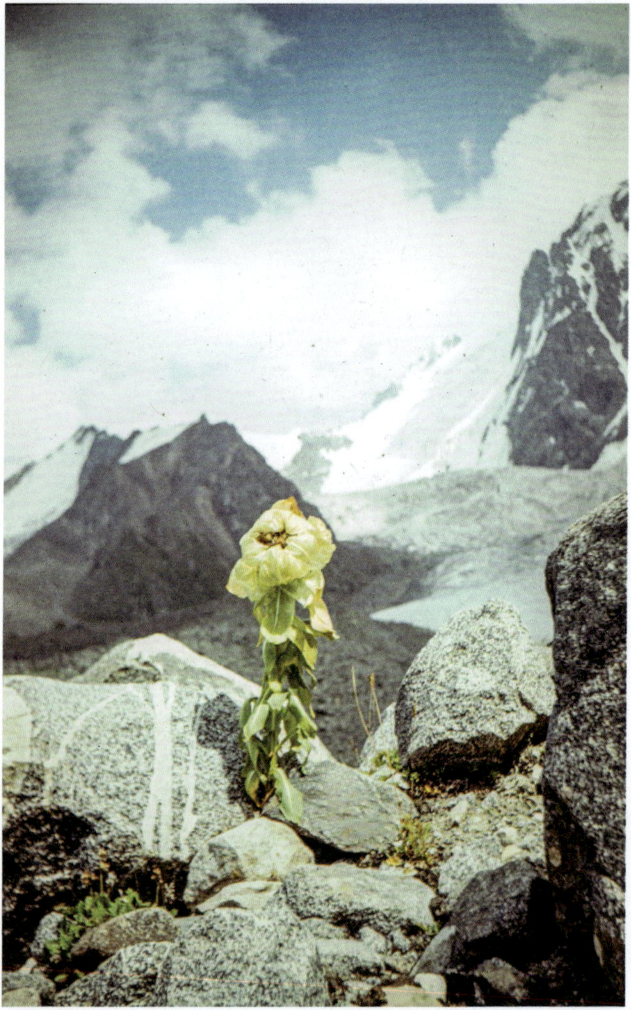

Vorwort zur 4. Auflage

Mittlerweile hat dieser Ratgeber seine 4. Auflage erreicht, und nach 15 Jahren ist es an der Zeit für eine umfangreiche Aktualisierung. In diese erweiterte Neuauflage sind viele wissenschaftlichen Erkenntnisse eingeflossen, die in den letzten Jahren publiziert wurden. Ich habe versucht, die Ergebnisse so aufzubereiten und zu kommentieren, dass der Inhalt lesbar bleibt und daraus nicht eine akademische Abhandlung wird. Dennoch wird sich „Fachsprache" wohl nicht immer vermeiden lassen. Ein Stück weit trägt es auch dem Rechnung, dass dieses Büchlein als eines der wenigen deutschsprachigen Bücher zum Thema für viele Menschen Grundlage ihrer eigenen Arbeiten wurde und noch ist, und somit offensichtlich mindestens eine Art „Leitfaden" geworden ist. Mich hat immer wieder erstaunt, wo ich meine Texte wiederfand, streckenweise sogar wörtlich übernommen inklusive der grammatikalischen Fehler.

Die Recherche zur neuen Auflage hat einige Zeit in Anspruch genommen, denn im Gegensatz zur 2. Auflage von 2005 ist mittlerweile eine Fülle an medizinischen Veröffentlichungen im Netz zu finden. An dieser Stelle sei der Vielzahl an wissenschaftlichen Autoren für ihre Beiträge zum

◀ ***Abbildung 1: Auch auf kärgsten Böden entwickelt sich eine erstaunliche Artenvielfalt***

Verständnis der Funktionsmechanismen zu danken. Nicht vergessen werden soll auch der Dank an die Youtuber, deren Mühe den Interessierten Filmmaterial über Herkunft und Fundstätten sowie historisches Material aus kaum zugänglichen Fernseharchiven zugänglich gemacht hat.

Mumijo und Shilajit sind die zwei bekanntesten und gebräuchlichsten Namen ein und derselben Substanz aus zwei ganz unterschiedlichen Sprachräumen. Sie stehen hier nur im Titel zusammen; aus Gründen des besseren Leseflusses ist im Buch aber nur die Rede von Mumijo. Gemeint ist jedoch immer auch Shilajit.

Ihrhove, im Januar 2021
Dr. Wolfgang Windmann

1 Einführung

Eines der interessantesten Naturheilmittel aus dem zentralasiatischen Raum dürfte Mumijo sein. Mit Sicherheit ist es das mit Abstand bei uns am wenigsten bekannte. Dieser geringe Bekanntheitsgrad sagt jedoch nichts aus über die großen therapeutischen Möglichkeiten dieser reinen Natursubstanz.

Erst in den letzten Jahren gewann diese Substanz auch in ihren Heimatländern wieder an Bedeutung, was an der zunehmenden Zahl publizierter wissenschaftlicher Berichte zu erkennen ist.

Besonders in Indien, Pakistan und dem Iran stößt man verstärkt auf wissenschaftliche Bemühungen, das Geheimnis über die Wirkung von Mumijo zu lüften. Unter Einsatz der modernsten wissenschaftlichen Methoden wird versucht, den in der Literatur beschriebenen Heilkräften auf die Spur zu kommen, aber die Natursubstanz gibt ihr Geheimnis nur langsam preis.

Mumijo haftete von alters her ein etwas sagenhafter Ruf an, es war schwierig zu gewinnen und produktionstechnisch aufgrund der eigenwilligen Eigenschaften etwas problematisch zu handhaben. Die bis in heutige Tage fehlenden

Standards in Bezug auf Identität, Reinheit und Inhaltsstoff-Gehalte sowie die kommerziellen Interessen vergangener Generationen und politischer Systeme brachten viele Fälschungen und gestreckte, minderwertige Qualitäten auf den Markt, die das Vertrauen der Käufer in die heilende Kraft von Mumijo nachhaltig störten.

Nach Westeuropa kam das Wissen um Mumijo erst in den 1990er-Jahren auf zwei Wegen: Zuerst mit der großen Einwanderungswelle der Aussiedler aus den Staaten der ehemaligen UdSSR Anfang der 1990er-Jahre, und anschließend durch die Etablierung der alternativen Therapieform der ayurvedischen Medizin Ende der 1990er-Jahre.

Das Wort *Mumijo* bedeutet, wörtlich übersetzt, *„den Körper vor Krankheiten Schützendes"*. Im altpersischen Sprachraum steht der Begriff *mum* für *Wachs.*

Die Wortverwandtschaft zu *Mumie* hat vor allem in den westeuropäischen Aufzeichnungen für viel Verwirrung gesorgt. Mumijo hat jedoch nichts zu tun mit der berüchtigten *Mumia vera aegyptiaca,*[1, 4, 5] *der „Echten ägyptischen Mumie"*. *Diese* Substanz war eine Mischung aus getrockneten, mit Harz, Asphalt und Auszügen aus Zedernholz konservierten Leichenteilen. Sie wurde volksmedizinisch angewendet als Mittel zur Blutstillung.

In den verschiedenen Sprachregionen gibt es die vielfältigsten Namen für Mumijo. Alle Namen der jeweiligen Sprache deuten jedoch auf seine Erscheinungsform hin: In allen Sprachen wird es dargestellt als eine Art „Ausschwitzung der Berge". In Indien ist es unter den Namen *Shilajit* oder *Silajatu* bekannt, und in der ayurvedischen Medizin[7, 18] hat es den Status eines *Rasayana*, eines „Lebenselixiers“, das nach ayurvedischer Lehre die Lebenssäfte bewegt, die Jugend erhält und stärkend wirkt. Es ist in diesem Kulturkreis fester Bestandteil vieler Rezepturen zur Verbesserung der Vitalität und Kondition und zielt auf das feinstoffliche Gleichgewicht. In Birma nennt man Mumijo *kao-tun*, was so viel bedeutet wie *„Blut des Berges“. In* der südsibirischen Region des Altai-Gebirges wird es *Barachschin* genannt; dies bedeutet so viel wie *„Öl der Berge“*. In den Regionen Tibet, Mongolei und Transbaikalien findet man den Namen *Brogschaun*, was so viel bedeutet wie *„Bergsaft“*. In Iran und Irak findet man unter anderem den Namen *Arakul dshibal*, was mit *„Bergschweiß“* übersetzt werden kann. In den Regionen Kasachstan, Usbekistan und Kirgistan sowie in den meisten GUS-Staaten wird es Mumijo genannt. Im Englischen, der Sprache der modernen Wissenschaft, haben sich neben Mumijo und Shilajit die Begriffe *Mineral Pitch, Bitumen* oder *Asphalt* etabliert, wobei die beiden Letzteren auch eine zweite Bedeutung für die Erdölprodukte gleichen Namens haben. In China und Tibet ist es bekannt unter dem Namen *Zha-xun.*

In den mittelasiatischen Ländern existieren uralte Überlieferungen der manchmal mystisch klingenden Heilerfolge mit Mumijo. Beim Studium der wissenschaftlichen Literatur und in den alten Überlieferungen ist die Kombination mit Honig eine sehr weit verbreitete Anwendungsform von Mumijo. Dies hat sicherlich sowohl praktische als auch therapeutische Gründe. Zum einen lässt sich mit Honig der eigenwillig-aromatische Geschmack von Mumijo recht gut kaschieren, zum anderen sind die therapeutischen Erfolge der Honigtherapie, die sich mit Mumijo gut kombinieren lässt, hinlänglich bekannt. Vorausgesetzt werden muss allerdings die Verwendung eines sehr hochwertigen Honigs, der nicht thermisch behandelt wurde und möglichst naturnah sein muss. Besonders die Kombination mit Manukahonig als der „Krone der therapeutischen Honige" ist vielversprechend. Dazu später mehr (siehe Seite 157).

1.1 Geschichtliches und Sagenhaftes zu einem alten Heilmittel

Die alten Überlieferungen aus Kirgistan berichten von folgendem Ereignis:

Ein reicher Khan ritt mit seinem Gefolge durch die ausgedehnten Hochebenen des Landes, auf der Jagd nach schmackhaftem Wild. Die Jäger setzten einem Steinbock nach und verletzten ihn. Jedoch entkam das Tier trotz der Verwundung. Die einbrechende Nacht erschwerte die Suche nach der Schweißfährte immer mehr, so dass die Jäger beschlossen, die Fährte bei Sonnenaufgang wieder aufzunehmen. Nach einigen Tagen der Verfolgung führte sie die Fährte in höhere Regionen in eine große Berghöhle. Sie zündeten Fackeln an und drangen immer tiefer in die Höhle vor. Nach einiger Zeit fanden sie das verwundete Tier. Sie beobachteten aus einiger Entfernung, wie sich der Steinbock an einem schwarzbraunen Stein intensiv die Wunde rieb. Ab und zu hielt er inne und leckte an diesem Stein. Außerdem wunderten sich die Jäger, dass das Tier sich trotz seiner Verletzungen offensichtlich gut erholt hatte.

Ein Bote eilte zum Khan und berichtete eilends, was geschehen war. Der Khan ordnete an, dass die Jäger das Tier lebend einfangen sollten. Zusätzlich befahl er, diesen „schwarzbraunen Stein" zu brechen und mitzunehmen.

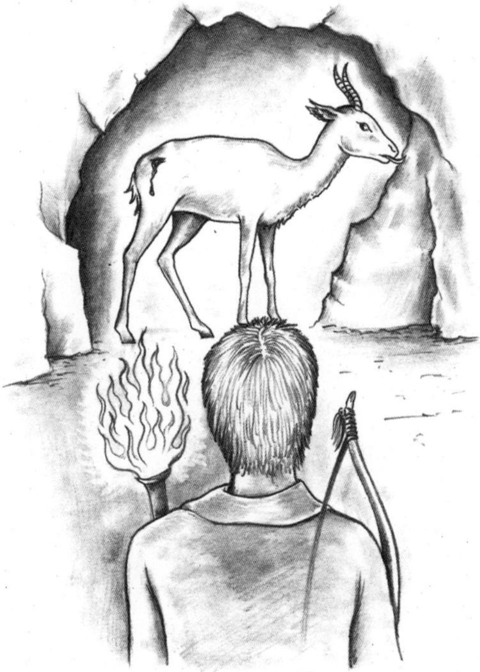

Abbildung 2: Eine Überlieferung aus Kirgistan

Die Ärzte des mächtigen Khan prüften nun diesen „mysteriösen Stein“, und es wird überliefert, dass sie viele Krankheiten damit heilen konnten. Fortan wurden die Berge nach Fundstätten abgesucht und dieser Stein gesammelt und in den Schatzkammern aufbewahrt.

Über die alten Handelswege entlang der Seidenstraße gelangte Mumijo im Laufe der Zeit nach Vorderasien und bis nach Griechenland, wo sich der berühmte griechische Philosoph und Naturheiler **Aristoteles** eingehend mit seinen Wirkungen befasste und sie auch aufzeichnete. Dieser berühmte Naturkundler des Altertums untersuchte die Wirkung auf den Menschen und zeichnete die verschiedenen Anwendungsformen auf.

Sein Schüler **Alexander der Große** unterstützte die Arbeiten seines Lehrers, und beide fanden heraus, wie man die Echtheit von Mumijo prüft.

Der berühmte persische Arzt und Philosoph **Avicenna** beschrieb im 12./13. Jahrhundert in seinen Aufzeichnungen Mumijo als ein „vollkommenes, komplexes Heilmittel“. Er gebrauchte es als Gemisch mit einigen Pflanzenölen zur äußerlichen Anwendung bei Prellungen und Geschwüren sowie bei Entzündungen der Gehörgänge. Avicenna beschrieb Mumijo als ein Mittel, dass „den Magen heilt, die Gefühle weckt und das Atmen erleichtert.“

Ein weiterer berühmter persischer Arzt, Muhammed **Hussein Schirasi**, befasste sich im 18. Jahrhundert mit den Wirkungen von Mumijo. In seinem Buch „Machsachuladwija“ („Schatzkammer der Arznei“) beschrieb er Folgendes:

„Mumijo wirkt positiv auf das Nervensystem, verbessert die Funktion des Herz- und Kreislaufsystems und wirkt besonders gut bei Behandlungen des Magen- und Darmtraktes und hervorragend bei Hämorrhoiden.“ Des Weiteren berichtete er von erfolgreichen Behandlungen vieler Frauenkrankheiten mit Mumijo. Mumijo begünstigt nach seinen Aufzeichnungen die Verdauung, hilft bei Traumata und besonders bei Knochenfrakturen. Vor der Verwendung empfahl er, Mumijo in Honig, Milch oder in Pfirsichkernöl zu lösen. Bei eitrigen Ohrenentzündungen ließ er die Öllösung in das Ohr träufeln, um die Hörfähigkeit wiederherzustellen.

Der Arzt Muhammed Tabib (12. Jahrhundert) beschrieb Mumijo in seinen Aufzeichnungen „Lassatul Nisso“ als gutes Heilmittel. Er fand heraus, dass es, vermengt mit Karottensaft, die Geschlechtsfunktion beim Menschen stärkt und die Fruchtbarkeit bei Frauen erhöht, ja sogar als unfruchtbar geltende Frauen gebaren laut Tabib Kinder.

Im 17. Jahrhundert wurde Mumijo in vielen Schriften Englands, Frankreichs und Deutschlands als Heilmittel beschrieben.

In der zweiten Hälfte des 18. Jahrhunderts (1776) beschrieb der Mediziner **Robert James** Mumijo als „schwarze, harzähnliche, wasserlösliche Substanz, Geschmack säuerlich bitter mit spezifischem, angenehmem Geruch; als Heilmittel zur allgemeinen Regeneration, gegen Entzündungen und Toxikosen zu verwenden.“

Inwieweit Überlieferungen und Mythen wissenschaftlich valide sind, ist eine Frage für sich, denn die Geschichte des

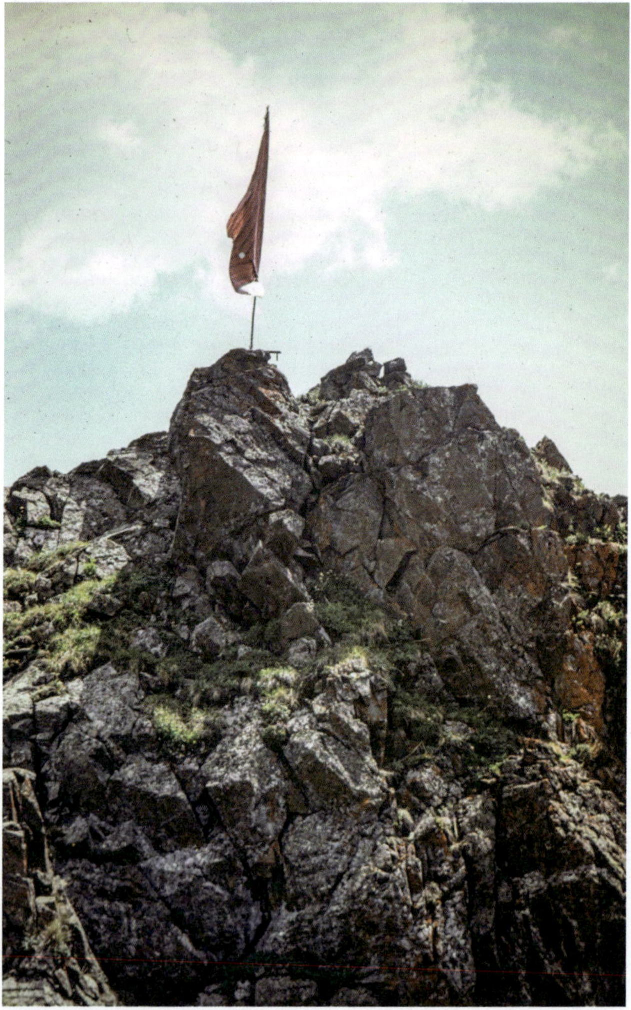

kirgisischen Khans gibt es beinah identisch auch mit dem persischen König Feraidun, einem Herrscher der persischen Mythologie, hier sogar mit der Nennung des Höhlenfundortes „Darabi" – deshalb auch der alte persische Name von Mumijo, *„Mumijo Darabi"*. (Heute wird es dort *Momiaifaqurul-yahud* genannt).[63] Oft enthalten die Erzählungen aber eine entscheidende Kernbeobachtung, die von kulturnotwendigen Überhöhungen begleitet wird, um den Wert und die Bedeutung herauszustellen. Mit dem Aufkommen der modernen Wissenschaften am Ende des 19. Jahrhunderts und der großen Ressourcenknappheit sozialistischer Systeme rückte die Erforschung heimischer Volksheilmittel in den Fokus akademischer Tätigkeiten in den unterschiedlichen Disziplinen. Man begann, das Faktische zu suchen und vom Mythischen zu trennen.

Seit den 1930er-Jahren gibt es auch im Westen eine Reihe wissenschaftlicher Veröffentlichungen über die Heilkräfte von Mumijo, die aber mangels Vorkommen eher von kulturhistorischem oder akademischem Interesse waren. Die oben schon genannte Nähe des Wortes zu „Mumie" und die im Westen hohe Verfügbarkeit chemischer Alternativen machten die Verwendung von Mumijo obsolet.

Anders in der Sowjetunion. Mumijo war dort verfügbar, als Volksmedizin bekannt und akzeptiert. Diese breite Akzeptanz bewahrte den chronisch klammen Staat davor, wertvolle Devisen für westliche Arzneimittel ausgeben zu müssen. Seit den 1960ern wurde eine große Anzahl wissenschaftli-

◀ ***Abbildung 3: Am Tschyjyrtschyk-Pass, südlich von Osch***

cher Arbeiten über Mumijo veröffentlicht, ganz besonders seien an dieser Stelle die Arbeiten von Prof. Adyl Shakirov[2] (und später, ab den 1980er-Jahren, in Indien Prof. Shibnath Ghosal)[21–23] genannt, deren Arbeiten sehr maßgeblich in dieses Buch eingeflossen sind. Alle Veröffentlichungen haben die Beobachtungen der alten Ärzte bestätigt und teilweise verblüffende Erklärungen gefunden. Der Forschungsschwerpunkt verlagerte sich ab den 1990er-Jahren durch den Niedergang der ehemaligen UdSSR und der instabilen politischen Verhältnisse in den Nachfolgestaaten mehr und mehr nach Indien, Pakistan und Iran. Diese Länder tragen heute im Wesentlichen die akademische Forschung.

2 Die Substanz

2.1 Eigenschaften

Mumijo ist in reiner Form eine gelblich-braunschwarze, homogene, zähe Masse mit eigenartigem, rauchig-aromatischem Geruch, der etwas an die Öle verschiedener auch bei uns heimischer Wacholderarten (botanisch: *Juniperus*) erinnert. Daneben gibt es noch rote Mumijo-Varianten.

Die Oberfläche ist glatt und glänzend, die Eigenschaften sind abhängig von der Luftfeuchtigkeit. Mumijo ist als Pulver stark wasseranziehend, in tiefgefrorenem Zustand weist es glasartige, einer erstarrten Schmelze gleichende Eigenschaften auf.

Es ist sehr gut wasserlöslich, in Alkohol und Aceton allerdings nicht aufzulösen. Es beginnt bei etwa 10 °C zu erweichen und langsam zu fließen. Ab 140 °C zersetzt sich Mumijo zu undefinierbaren Produkten.

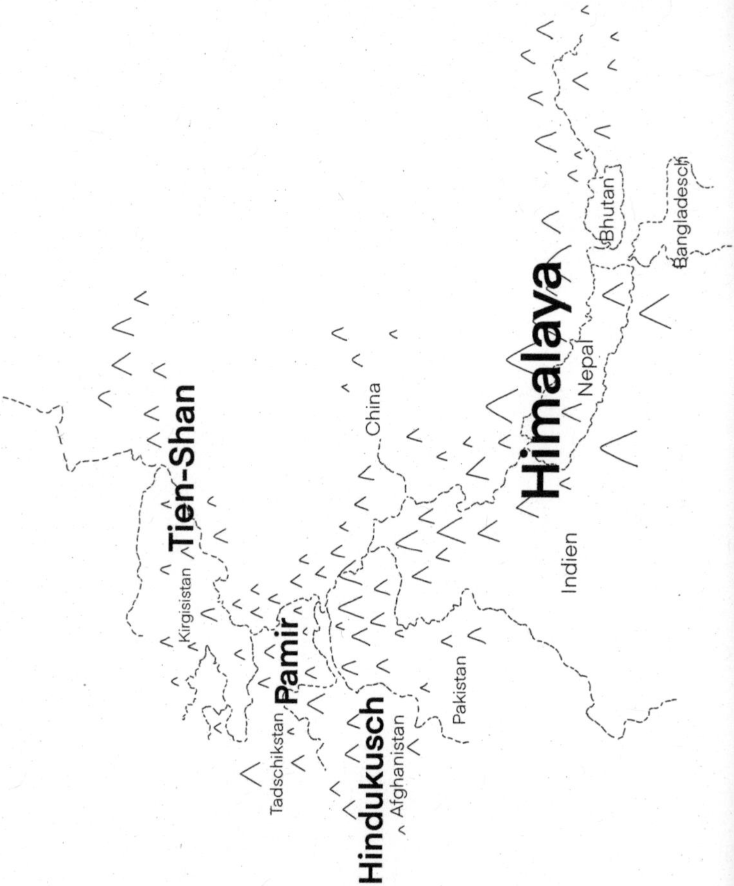

Abbildung 4: Überblickskarte über die Fundstätten von Mumijo

2.2 Entstehung und Vorkommen

Bedeutende Fundstätten gibt es in Zentralasien in den Ausläufern des Himalaya, des Altai sowie in einigen Bergregionen Südkasachstans. Ebenso kommt es in Afghanistan, Australien und China vor. In sehr geringem Umfang wird auch von Funden mumijoähnlicher Substanzen aus Nordskandinavien berichtet, die therapeutisch jedoch als sehr problematisch eingestuft werden. Im Rahmen der „Geomaud"-Antarktisexpedition 1995 und 2005 ins „Königin-Maud-Land" wurde dort eine fossile Ablagerung gefunden, die ebenfalls dem Mumijo zugeordnet wurde.[14] Die Altersbestimmung mit der Radiocarbonmethode ergab ein Alter von 3000 Jahren. Wikipedia nennt zusammenfassend: *„Das dortige Mumijo sind die wachsartig versteinerten fossilen Ablagerungen des Magenöls der in der Ostantarktis lebenden Schneesturmvögel. Dieses Öl benutzen die Vögel, um sich gegen ihre Feinde zu verteidigen. Man findet Ablagerungen von bis zu 50 cm Stärke."*[14a] Für die Forschung interessant ist das antarktische Mumijo als Paläoklima-Marker.

In den Staaten, die auf ihrem Territorium Fundstätten haben, ist das Interesse an dieser Substanz neu erwacht. Etliche Forschungsinstitute beschäftigen sich neuerdings – zum Teil in staatlichem Auftrag – mit der Herkunft und Entstehung sowie vor allem mit der therapeutischen Anwendung von Mumijo. Bislang ist jedoch seine Entstehung noch nicht vollständig aufgeklärt. *Es i*st eine sehr kompliziert zusammengesetzte Substanz in unterschiedlichsten Erscheinungsformen. Trotz genauer botanischer und geologischer Aufnahme der Vorkommen kann man noch keine endgültige

Aussage über den exakten Entstehungsprozess, der je nach Fundstätte variieren kann, treffen. Wissenschaftlich gesichert sind die mindestens notwendigen Standortvoraussetzungen: Allen Fundstätten ist gemeinsam, dass sie einer langen und intensiven Sonnenbestrahlung unterliegen und dass die Luft in diesen Regionen besonders sauber ist. Es findet sich fast nur an den Südhängen der Berge, nie an Nord-

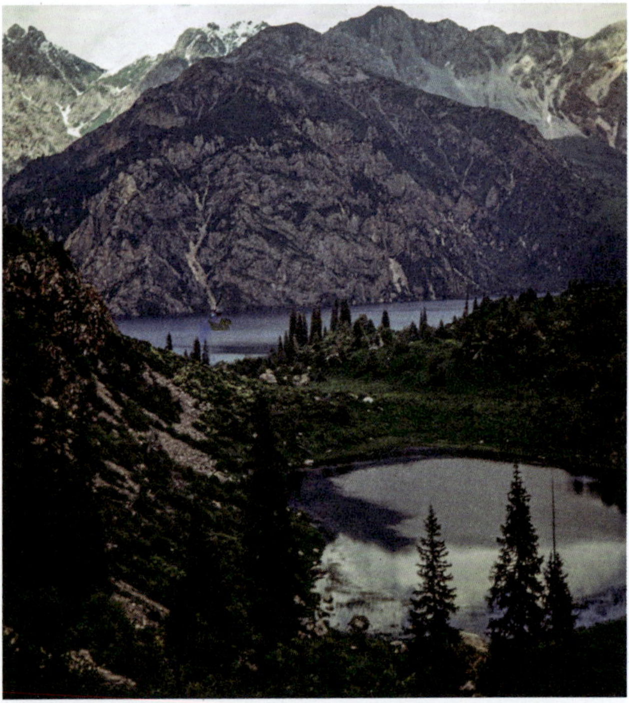

Abbildung 5: Bedeutende Mumijo-Fundstätten finden sich in Zentralasien, an den Ausläufern des Himalaya

hängen. Geologen haben herausgefunden, dass Mumijo nur während Monaten von großer Hitze aus dem Gestein quillt, da temperaturbedingt die Viskosität sinkt und die Substanz zu fließen beginnt.[15] Eine spezielle Pflanzen- und Tierwelt fördert die Mumijo-Entstehung, muss aber nicht unbedingt vorliegen. Sehr wahrscheinlich verkürzt sie die Entstehungsphase, dies ist jedoch bislang nur eine Hypothese.

Die untere Verbreitungsgrenze von Mumijo liegt bei ungefähr 1000 m über dem Meeresspiegel. Im Tienschan-Gebirge finden die speziell ausgebildeten Sammler Mumijo in Höhenlagen von bis zu 4000 m. Im Pamir wird von Funden in Höhenlagen von 4700 m berichtet, und in Tibet wurde es in einer Höhe von über 5000 m entdeckt. *Rohmumijo* wird dabei in Höhlen, Nischen und Felsspalten als poröse Gesteinsbrocken sowohl auf dem Boden als auch an der Decke hängend gefunden. Die Gesteinsarten und das Alter der Gebirge haben offensichtlich keine primäre Bedeutung bei der Bildung von Mumijo. Die Bandbreite reicht von Kalksteinen bis hin zu granitartigen Gesteinsformationen. Die verschiedenen Fundorte spiegeln sich im unterschiedlichen Gehalt der in Mumijo enthalten Mineralien wider.

Der Reifeprozess von Mumijo wird in der Fachwelt je nach Entstehungstheorie zurzeit mit mindestens zwanzig Jahren diskutiert, Tendenz eher deutlich steigend, aber auch hier steht der endgültige Beweis dieses diskutierten Zeitraumes noch aus, da dieser Zeitraum auf Annahmen und Hochrechnungen beruht, die naturgemäß mit einem statistischen Fehler behaftet sind. Es besteht auch die Möglichkeit, dass Mumijo eine fossile Substanz und somit sehr viel älter ist, die „jungen“ Bestandteile lediglich eingetragene Komponenten des jeweiligen Fundortes sind. Das erklärte auch das Vorhandensein von Euphorbia-Alkaloiden (bestimmte Inhaltsstoffe von Wolfsmilchgewächsen) in den in Indien untersuchten Proben.

In der Mumijo-Forschung gibt es zwei grundsätzliche Theorien zur Entstehung: Die eine Theorie geht von einem rein pflanzlichen Ursprung aus, die zweite von einem rein tierischen.

In der indischen Fachliteratur wird immer wieder der Begriff „Humus“ gebraucht, die Entstehung ist einer Art „Kompostbildung“ nicht unähnlich. Die Fürsprecher eines pflanzlichen Ursprungs argumentieren mit dem Gehalt an Inhaltsstoffen, wie sie nur in Pflanzen vorkommen, wie zum Beispiel Alkaloide, sowie mit der kompakten gummiartigen Erscheinung von Mumijo, das mit organischen Fasern, Sand und sonstigen Erdbestandteilen durchsetzt ist. Die mikroskopischen Befunde der Rückstände und die physikalische Beschreibung lassen diesen Schluss zu. Es ist keine vergleichbare Substanz aus dem Tierreich bekannt, die ein Gel dieser Art und mit diesen Eigenschaften bildet.

Die chemische Beschreibung der wässrigen Lösung spricht jedoch auch für einen tierischen Ursprung, da im wässrigen Auszug sowohl Hippursäure als auch albuminoide Eiweißstoffe (Proteine mit einer bestimmten, kugelförmigen Struktur) nachweisbar sind. Sollte Hippursäure aus dem Zerfall pflanzlicher Eiweißstoffe ohne tierischen Zusatz entstehen, müsste die gefundene Eiweißmenge in Mumijo für einen rein pflanzlichen Stoff laut Literatur unverhältnismäßig viel größer sein. Eigene Untersuchungen des Autors ergaben auf der anderen Seite jedoch einen Eiweißanteil von fast 28,5 % Roheiweiß, bestimmt mit der Kjeldahl-Methode. Diese Ergebnisse stützen wiederum die Annahme eines pflanzlichen Ursprungs.

Die Theorie vom tierischen Ursprung geht einen sehr einfachen Weg und kann als Vergleich zur Guanobildung gesehen werden. Es wird davon ausgegangen, dass es sich um tierische Exkremente handelt, die durch Regen aus den Bergen ausgewaschen werden und in den Spalten und Ritzen der Gesteine als Rückstände zurückbleiben, durch die Sonnenwärme getrocknet werden und eine Art Trockenrückstand bilden. Eine der wenigen neueren deutschsprachigen Publikationen[10] stützt diese These.

Diese Theorie hat jedoch einige ganz entscheidende Schwächen. Zum einen sprechen die Fundorte zu einem großen Teil dagegen, denn in den Höhenlagen von über 4000–5000 m ist die Populationsgröße, also die Anzahl der höheren Tiere, die eine so große Menge an Exkrementen ausscheiden könnten, in aller Regel mangels Nahrungsgrundlage nicht ausreichend. Keusgen[10] berichtet vom Vorkommen von Pfeifhasen und Kleinnagern, deren Kot sich in Spalten sammelt und dort mumifiziert. Sollte diese Theorie stimmen, müssten aber weitere typische Stoffwechselprodukte, die ausschließlich bei Tieren vorkommen, in großen Mengen nachweisbar sein, was nach Kenntnis des Autors nicht der Fall ist. In Höhlen wird Mumijo nicht nur vom Boden ausgegraben oder aufgelesen (wo eine Verunreinigung beispielsweise durch Fledermäuse, Hasen oder Kleinnager möglich und wahrscheinlich ist!), sondern auch von Wänden oder Decken gekratzt. Dank des Internets gibt es mittlerweile interessantes Filmmaterial, das zeigt, wie Mumijo aus Felswänden austritt.[11]

Der Autor hat den Verdacht, dass kontaminierte Proben untersucht wurden und der Gehalt an tierischer Substanz als natürlich angesehen wurde, obgleich es sich dabei nur um Rückstände handelte. Interessanterweise findet man in der Literatur fast keine Hinweise auf sortenreine, hygienisch einwandfreie Probenziehung – dieses besondere Verfahren, das in der Praxis allerdings auch schwierig durchzuführen ist, findet keine Berücksichtigung.

Möglicherweise gibt es noch eine weitere Erklärungsmöglichkeit, die allerdings sehr weit in die Erdgeschichte zurückreicht,[12] als die Kontinente zu driften begannen und das Tethysmeer eine Fülle von Leben beinhaltete. Klimatisch war die Region damals tropisch. Durch den Zusammenstoß der damaligen Insel Indien mit der Eurasischen Platte wurde der Meeresboden nach unten gedrückt unter die sich aufrichtende Kollisionszone, den heutigen Himalaya, und eingeschlossen. Weitere mikrobiologische Aktivitäten bei der Zersetzung von Ammoniten und der zunehmende Druck durch das Gestein könnten Mumijo[13] geformt haben, analog zur Kohle, die ebenfalls ein fossiles Produkt vergangener Jahrmillionen ist. Der Unterschied zur Kohlebildung soll sein, dass hier Ammoniten der wesentliche Faktor sind. Der hohe Druck im Gestein, vorhandene Wärme durch geothermische Prozesse und hohe Temperaturen lassen im Sommer relativ dünnflüssiges Mumijo aus den Gesteinsritzen

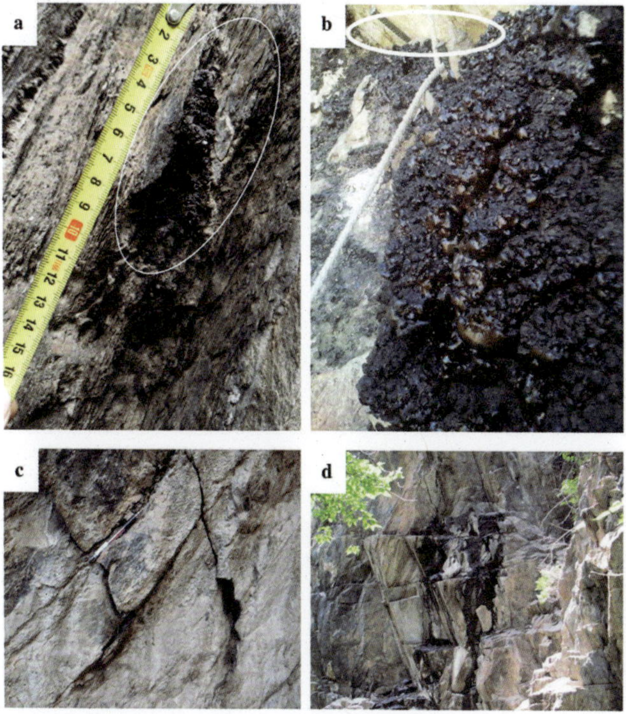

Abbildung 6: Mumijo tritt aus Gesteinsritzen aus

quellen, das sich anschließend bei Zutritt von Luftsauerstoff und mikrobiologischer Aktivität in seine bekannten Erscheinungsform wandelt (Abbildung 6a–d).

Diese Theorie ist durchaus plausibel, verbindet sie doch die beiden anderen Entstehungstheorien und erklärt vor allem auch die relativ großen Fundmengen, die in den beiden anderen Theorien Schwachpunkte sind. Allerdings sollten dann auch größere Mengen an Kohlenwasserstoffen gefunden werden, wie es beim Erdöl der Fall ist. An dieser Stelle sei schon vorgreifend auf das Kapitel 3.3.1 über Humin- und Fulvinsäuren (Seite 48) verwiesen, das ebenfalls sehr gut in das „fossile Modell“ passen würde und einen Teil davon darstellen könnte, somit ein überlegenswerter ergänzender Denkansatz zur Mumijo-Entstehung sein könnte.

Eine chinesische Forschergruppe veröffentlichte im Sommer 2020 eine außerordentlich interessante Arbeit[15] über die Mechanismen der Entstehung und Exsudation (Ausschwitzung, Ausscheidung) von Mumijo in einer tibetischen Region und nahm dabei auch auf die bei Keusgen zitierten Pfeifhasenkot Bezug. Ihre Standortbeschreibungen mit dazugehörigen Bildern (Abbildung 7a–b), die dieser Arbeit entnommen sind, erklären von selbst, dass die Theorie sehr wahrscheinlich aus einer offensichtlichen Beobachtung einen falschen Schluss zieht. Die chinesischen Forscher stellten fest: Austrittsspunkte von Mumijo fanden sich hauptsächlich an steilen Klippen (Abbildung 8b und c), die nicht durch Regenwasser ausgewaschen werden konnten. Erdge-

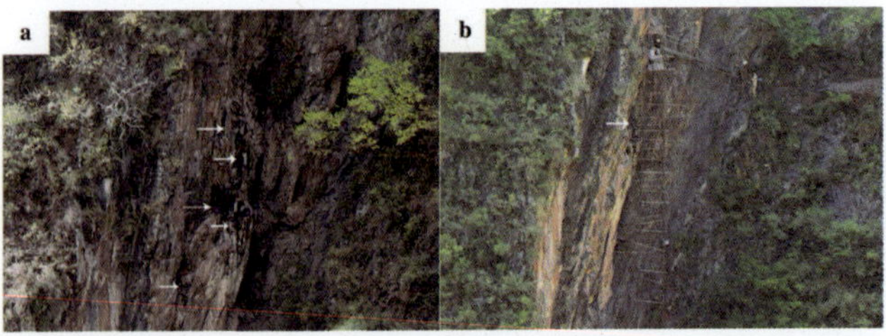

Abbildung 7: Mumijo-Austritt in einer Steilwand

schichtlich sind die Klippen der Trias zuzuordnen und bestehen aus Sedimentgestein und granitähnlichem Gestein, sind also etwa 200 bis 250 Millionen Jahre alt. Geologisch handelt es sich um Schiefer, kohlenstoffhaltigen Schiefer und sandigen Schiefer. Die Hintergrundgesteine waren durch Poren, gelöste Poren und Bruchentwicklung gekennzeichnet. Organische Stoffe waren in diesen Poren und Rissen weit verbreitet (Abbildung 8a). Des Weiteren wurde festgestellt, dass die Substanz auf natürliche Weise aus Gesteinen entlang der Poren und der Strukturebene (Abbildung 9b und e) herausfließt und sich aufgrund der tektonischen Wirkung auf der Oberfläche des Gesteins sammelt. Abbildung 9c zeigt eine mikroskopische Vergrößerung.

Interessant ist auf jeden Fall das von Prof. Ghosal, einem der weltweit führenden Mumijo-/Shilajit-Grundlagenforscher, 2008 entdeckte Vorkommen bestimmter chemischer Verbindungen, sogenannte Fullerene, sowohl in Meteoriten als auch in Ammoniten und im Shilajit. 2014 wurde bei der spektakulären Landung eines Satelliten auf dem Kometen Tschurjumow-Gerasimenko diese Stoffgruppe unter dem Eis des Kometen festgestellt. Insoweit ist die alte religiöse Vorstellung von der Herkunft von Mumijo „als etwas vom Himmel Geschicktes" durchaus plausibel und erstaunlich zugleich.

Die von **D. D. Djenchorow** 1995 formulierte Substanzbeschreibung von Mumijo als *„ein komplexes hochmolekulares organisch-mineralisches Stoffwechselprodukt aerober Mikroorganismen, entstanden im Verwesungsprozess von Pflanzenresten, Flechten und Harzen"*[17] erscheint als guter Kom-

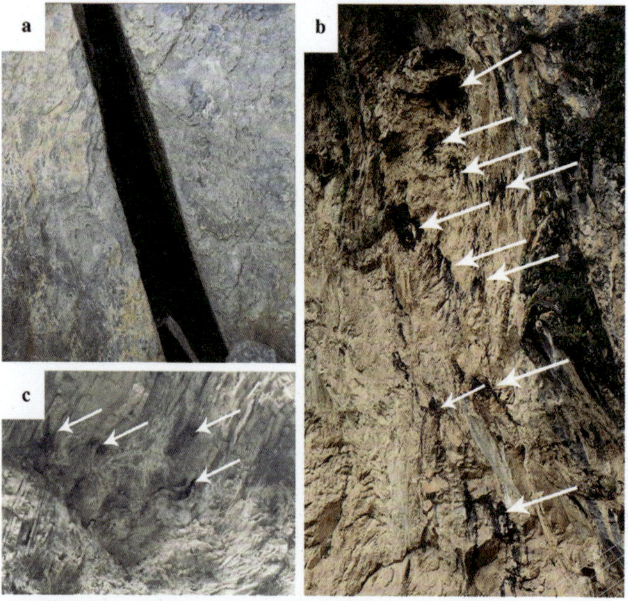

Abbildung 8: Mumijo-Austritt aus Poren und Rissen

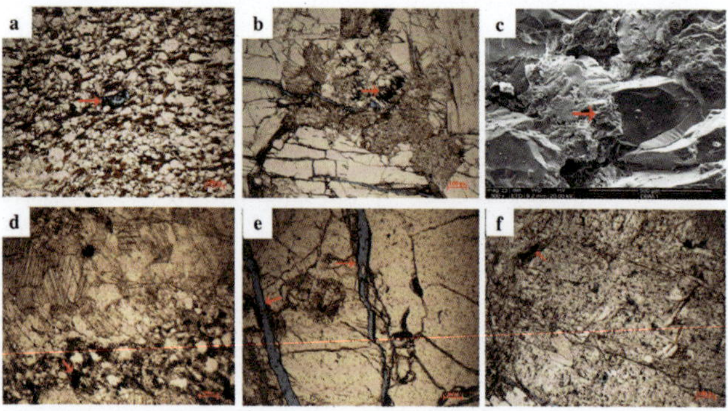

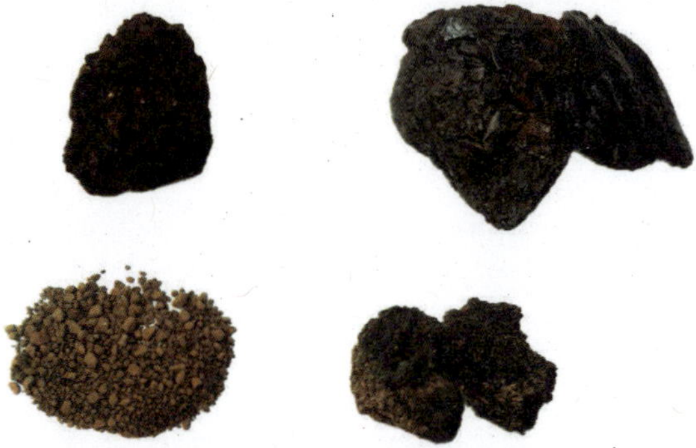

Abbildung 10: Artscha-Mumijo, verschiedene Erscheinungsformen

promiss der Zusammenfassung, bis neuere Ergebnisse die Substanz genauer beschreiben und die eine oder andere Theorie bestätigen werden.

Überlieferungen berichten von Fundstätten auch in Afrika und Vorderasien. Jedoch liegt die Vermutung nahe, dass Mumijo aus Zentralasien über die alten Handelsverbindungen zu Land, wie beispielsweise über die Seidenstraße, und zu Wasser in diese Regionen gelangte.

Das derzeitig qualitativ wohl beste Mumijo kommt aus den Regionen Kirgistans und unterliegt der staatlichen Kontrolle in Bezug auf Qualität und Reinheit.

◀ *Abbildung 9: Poren im Anschnitt, Verlaufskanäle.*
c: mikroskopische Vergrößerung

2.2.1 Folgende Mumijoarten werden derzeit unterschieden

1. Artscha-Mumijo: Harzähnliche, braun-schwarze Masse mit typischem aromatischem Harzgeruch, tritt als Verkrustung in Felsspalten auf. Diese Mumijo-Art wird von einigen Autoren nach dem chemischen Element Eisen auch als *Iron-Mumijo* bezeichnet. Es gibt auch noch eine Varietät, die als *rotes Mumijo* oder *Gold-Mumijo* bezeichnet wird – aufgrund ihres Rotschimmers. Im indischen Sprachraum existiert noch ein *blaues Mumijo,* dass seine Färbung aufgrund eines erhöhten Kupfergehaltes haben soll. Es wird von einigen Autoren als *Copper Mumijo* beschrieben. Dem Autor ist über diese Varietät nichts Näheres bekannt. Artscha-Mumijo ist die mengenmäßig am häufigsten vorkommende Mumijo-

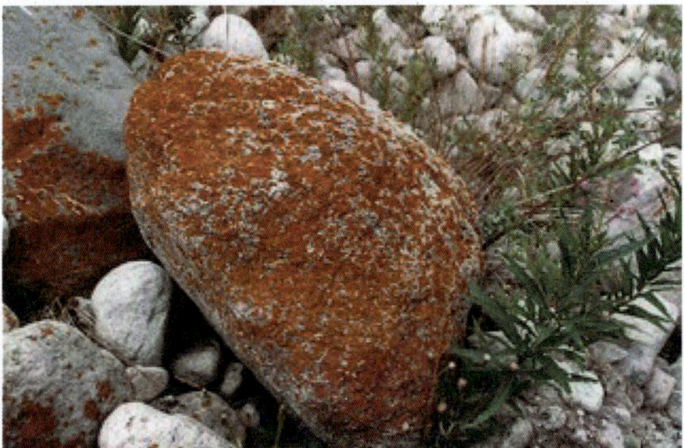

Abbildung 11: Flechten wachsen nur dort, wo die Luft schadstoffarm ist. Aufnahme aus dem Ala-Archa-Nationalpark.

Art. Die Farbe hängt nach neueren Erkenntnissen auch wesentlich von der Dauer der Sauerstoffexposition ab: Mit zunehmender Zeit verdunkelt sich die Farbe von sandfarben nach dunkelbraun-schwarz.

2. *Bitum-Mumijo*: Flüssige bis wachsartige, dunkle Masse, tritt häufig an den Wänden von Höhlen und Spalten aus. Ausgangsprodukt sind verschiedenste natürliche Wurzelsäfte insbesondere von Wacholderarten (botanisch: *Juniperus*).

3. *Honig-Wachs-Mumijo*: Braune oder schwarze Masse, vermutlich Ausgangsprodukt von Wildbienen, das sich infolge der Zeit durch natürliche chemische Veränderung verfestigt.

4. *Mineralisches Mumijo*: Gekennzeichnet durch Fundorte in extremen Höhen. Schwarze Masse, entsteht nach neueren Theorien vermutlich durch Bakterien und niedere Algen in Verbindung mit einer großen Anzahl verschiedenster Mineralien unter starker UV-Bestrahlung.

5. *Flechten-Mumijo* als Stoffwechselprodukt von Flechten mit Bildung von flechtentypischen Eiweißen und organischen Säuren.

2.3 Gewinnung

Mumijo wird von speziell ausgebildeten Sammlern in den oben genannten Regionen Zentralasiens auf recht mühsame Art ausschließlich von Hand aus den Felsritzen und Höhlen gekratzt oder gebrochen. Die Bilder im Kapitel 2.2 (Seite 25 ff.) vermitteln davon einen Eindruck. Die Mumijosammler sind dabei oft bis zu drei Wochen in Regionen unterwegs,

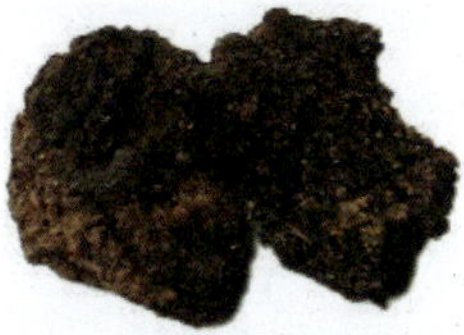

Abbildung 12: Mumijo-Rohstoff: Artscha-Mumijo, Steinform, Gehalt ca. 50 % Mumijo, bezogen auf die Gesamtmasse. Ursprung Kirgistan, Tienschan-Gebirge.

die über keine nennenswerte Verkehrsanbindung verfügen. Das dabei gesammelte Rohmumijo muss aufgereinigt werden und kann erst dann einer weiteren Verwendung zugeführt werden.

2.4 Reinigung

Der Ablauf der Reinigung ist der entscheidende Vorgang bei der Reingewinnung von Mumijo. Hier wird letztlich sein therapeutischer Wert generiert. Mumijo besteht aus vielen verschiedenen Komponenten (siehe auch Kapitel 3, ab Seite 41), unter anderem auch aus hitzeempfindlichen Proteinen.

Natürliche Voraussetzung ist die sortenreine Sammlung von Mumijo, das Reinigungsverfahren wird in der Praxis der Sorte angepasst und mehr oder weniger qualitativ hochwertig, je nach den apparativen Möglichkeiten der jeweiligen Produzenten, durchgeführt. Hier wurde jedoch in den letz-

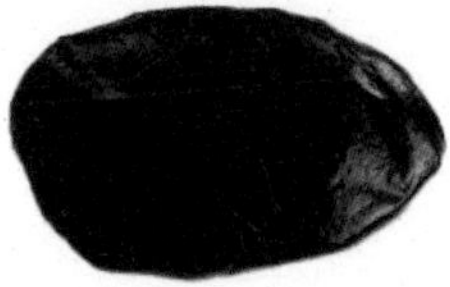

Abbildung 13: Artscha-Mumijo, Zwischenstufe, Blockware (Reinheit etwa 70 %)

ten Jahren gerade in Kirgistan sehr viel Pionierarbeit geleistet, um gleichbleibend gute Qualitäten zu erzeugen.

Besonders hervorzuheben ist die Fertigungstechnologie nach Lawrenjuk, die in verschiedenen Patenten Niederschlag gefunden hat und wissenschaftlich fundiert die zurzeit bestmögliche gleichbleibende Qualität liefert. Es werden keine organischen Lösemittel verwendet, und es wird mit frischem Quellwasser gearbeitet.

Im indischen Raum geht man einen anderen Weg. Hier wird aus Kostengründen oft nur das Rohmumijo, dort Shilajit genannt, verwendet und gemahlen, anschließend in Kapseln abgefüllt. Der Wirkstoffgehalt ist folglich deutlich geringer. Alternativ wird das Rohmumijo mit anderen Pflanzenpulvern wie z. B. Emblica (*Phyllantus emblica,* synonym *Emblica officinalis,* Amblabaum, Familie Euphorbiaceae oder Wolfsmilchgewächse; Sanskrit: *Amalaki*; Hindi: *Amla*),[18] gemischt und zubereitet. Gupta[7] und Stapelfeld zitieren in Ihrem Lehrbuch eine Herstellungsvorschrift, wonach empfohlen wird, Shilajit zur Reinigung eine Triphalla-Lösung (nach Recherchen des Autors eine 1:10-Abkochung zu gleichen Teilen aus *Emblica officinalis, Terminalia chebula* und *Terminalia bellirica,* zwei Myrobalanen-Arten) zuzusetzen, in Eisenschalen mittels Sonneneinstrahlung zu verdampfen und diesen Prozess mehrfach zu wiederholen. Dies hat nach ayurvedischer Lehre auch den Sinn, eventuell vorhandene Toxine zu entfernen. Die Kombination mit anderen Heilpflanzen gibt dem ayurvedischen Therapeuten die Möglichkeit, die Wirkung gemäß den individuellen Gegebenheiten des Patienten in gewissem Rahmen zu steuern.

Diese Art der Aufbereitung kennt man nördlich des Himalaya allerdings nicht. Hier herrscht überwiegend das Verfahren vor, das Rohmumijo mit Wasser zu reinigen und aufzukonzentrieren. Bei diesem Weg wird versucht, das Wirkprinzip in sich selbst zu konzentrieren anstatt mit Hilfe ergänzender Zusätze.

Im Sinne der Ganzheit des Heilmittels, so wie die Natur es hervorbringt, ist das noch taube Gestein enthaltende, ungereinigte Rohmumijo auf seine Art zwar auch hochwertig, wirkt aber ohne andere Zugaben oder reinigende Aufkonzentration nicht so gut und birgt zusätzlich das Risiko unerwünschter Verunreinigungen.

3

Inhaltsstoffe

In der ehemaligen Sowjetunion und ihren heutigen Nachfolgestaaten gibt es viele Angaben in der Literatur, welche chemischen Verbindungen in Mumijo enthalten sind. Die heutigen modernen Analyseverfahren gewähren genauere Einblicke in die Struktur von Mumijo. *Besonders die Arbeitsgruppe um Prof. Ghosal an der University of Benares hat hier ab Ende der 1980er-Jahre absolute Pionierarbeit geleistet und für die Wirkung maßgebliche Substanzen analysiert.*[21] Grundsätzlich besteht Mumijo aus zwei verschiedenen Inhaltsstoffgruppen, wie sie in der Natur überall vorkommen. Eine davon sind die Minerale, die zweite sind die der kohlenstoffhaltigen Substanzen, von denen einige auf pflanzlichen Ursprung hindeuten.

3.1 Mineralische Verbindungen

Im Jahr 1996 wurde eine Probe Mumijo vom Mikroanalytischen Labor Pascher in Remagen untersucht. Die Tabellen 1 und 2 (Seite 45–46) listen die gefundenen chemischen Elemente und die bestimmten Mengen auf.

Der Laie unter den Lesern mag sich nicht in die Irre führen lassen von giftigen Stoffen wie Arsen und Cadmium. Diese

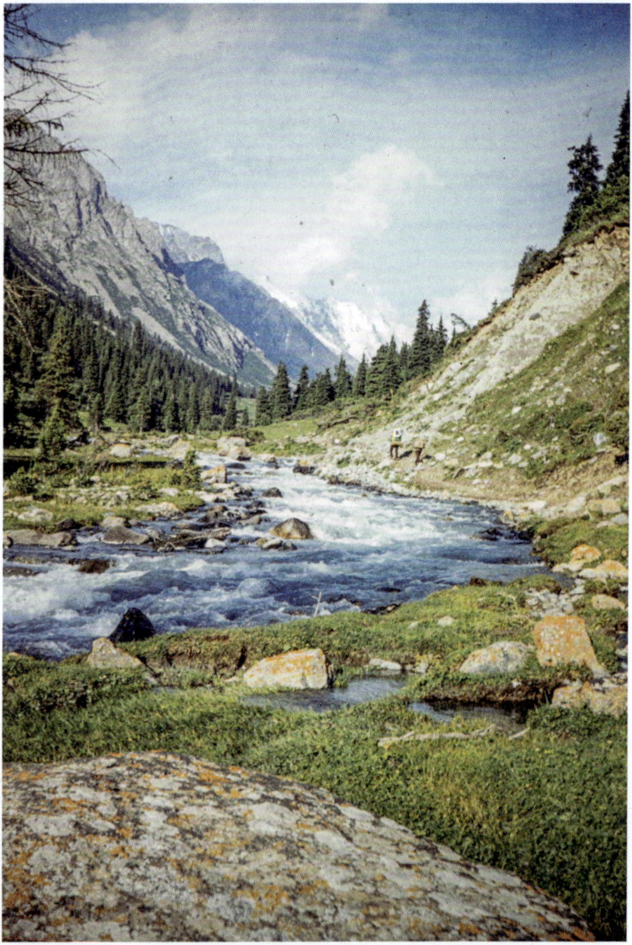

Abbildung 14: Unberührte Natur in Zentral-Kirgistan, Region Osch

Stoffe liegen natürlich nicht gediegen im Mumijo vor, sondern sind chemisch gebunden, z. B. in den Kristallgittern der Mineralien. Dort haben sie ganz andere Eigenschaften als in der freien, ungebundenen Form. Als anschauliches Beispiel mag der Sauerstoff gelten: als Gas in freier Form facht er das Feuer an, gebunden im Wasser löscht er es.

Interessant ist der Gehalt an Schwefel, Eisen, Aluminium, Calcium, Kalium, Magnesium, Phosphor und vor allem an Strontium, zu dessen Wirkung es interessante medizinische Studien in der Sowjetunion gab. Der Gehalt an mineralischen Bestandteilen ist Schwankungen unterworfen, die von der jeweiligen Fundstelle bestimmt werden.

3.2 Aminosäuren

Aminosäuren sind Grundbausteine des Lebens, aus denen der Körper alle wichtigen Eiweißstoffe herstellen kann. Die Struktur der Aminosäuren ist als Bauplan im Erbgut gespeichert. Eine Reihe von Aminosäuren kann der Körper aber nicht selbst herstellen, sondern muss sie sich durch die Nahrung zuführen. Diese bezeichnet man als essenziell. In Mumijo konnten bisher zwölf wichtige Aminosäuren nachgewiesen werden, darunter auch essenzielle: unter anderem Leucin, Methionin und Threonin. Weitere, nicht-essenzielle Aminosäuren, deren Nachweis möglich war, sind: Asparaginsäure, Arginin, Glutaminsäure, Histidin, Glycin, Prolin, Serin und Thyrosin. Tabelle 3 (Seite 47) zeigt die Ergebnisse von sieben Proben unterschiedlichen Ursprungs.

3.3 Organische Inhaltsstoffe

Die organischen Inhaltsstoffe von Mumijo rückten erst mit der Verbesserung der analytischen Methoden bis heute ins Blickfeld der Forschung. Während die 1950er- und 1960er-Jahre noch geprägt waren von der Suche nach Mineralstoffen, so liegt heute das Hauptinteresse in der Suche nach organischen Verbindungen mit therapeutischer Wirksamkeit. Seit etwa 1975 mit den ersten systematischen Untersuchungen durch Prof. Ghosal[21-23] wird im Hinblick auf die medizinische Nutzbarkeit von Mumijo fast ausschließlich nur noch über organische Komponenten und deren Wirkungen auf die unterschiedlichen Körperfunktionen berichtet. Eine estnische Forschergruppe untersuchte 1994 am Chemischen Institut der Universität Tallin/Estland alkoholische Auszüge von Mumijo und konnte 65 organische Verbindungen identifizieren,[24] darunter 24 bislang noch nicht in Mumijo nachgewiesene freie Fettsäuren.

In Mumijo sind gesichert nachgewiesen: Kohlenhydrate, Wachse, Alkaloide, Lipide, Harze und Balsame, Steroide, Polyphenole, ätherische Öle und Vitamine der B-Gruppe.

Chemisches Element	Gehalt (mg/kg Mumijo)
Aluminium	225
Antimon	0,6
Arsen	0,8
Barium	15,5
Blei	<0,5
Cadmium	<0,2
Calcium	27.000
Chrom	0,5
Cobalt	<0,2
Eisen	173
Fluor	0,03
Germanium	0,003
Jod	1,5
Kalium	60.000
Kupfer	2,7
Magnesium	14.000
Mangan	24,4
Molybdän	1,6
Natrium	4100

Forts.: Chemisches Element	Gehalt (mg/kg Mumijo)
Nickel	2,5
Phosphor	485
Schwefel	6000
Selen	0,5
Strontium	145
Titan	3,8
Vanadium	0,8
Zink	71,8
Zinn	<0,4

***Tabelle 1:** Nachgewiesene Mengen an anorganischen Bestandteilen in Mumijo*

Chemisches Element	Gehalt (mg/kg Mumijo)
Lithium	1
Bor	23
Mangan	21
Rubidium	12

***Tabelle 2:** Ergänzend nachgewiesene chemische Elemente*

Proben-Nr.	Asparaginsäure	Threonin	Serin	Glutamin	Glycin	Valin	Thyrosin	Lysin	Phenylalanin
1	0,2175	0,875	0,07	0,43	1,3625	0,0725	0,0525	0,155	0
2	0,095	0,0325	0,03	0,11	1,025	0,05	0,0525	0	0,035
3	0,075	0,0325	0,03	0,011	1,025	0,05	0,0525	0	0,035
4	0,22	0,055	0,06	0,2325	1,65	0,0875	0,195	0	0,054
5	0,0293	0,0528	0,0375	0,0725	0,31	0,055	0,0025	0	0
6	0,0125	0,025	0,0375	0,0725	0,31	0,055	0,0025	0	0
7	0,0666	0,0128	0,0168	0,09	1,4	0,0575	0,2075	0	0

Tabelle 3: Gehalte einiger Aminosäuren in verschiedenen Mumijo-Varietäten in mg

3.3.1 Humine, Huminsäuren und Fulvinsäuren

Innerhalb der Gruppe der organischen Inhaltsstoffe ist eine Stoffgruppe besonders in das Blickfeld der Forschung gerückt: Die Huminstoffe, bestehend aus Huminen, Huminsäuren und Fulvinsäuren. Mumijo enthält eine große Menge davon, die ihm nicht nur seine Farbe geben. Mittlerweile erkennt man immer deutlicher, welche weiteren Wirkungen den Huminsäuren zuzuordnen sind. Folgende Hintergrundinformationen zu den Huminsäuren können ein wenig Licht in die Dunkelheit um die Mumijo-Entstehung bringen. Die therapeutischen Wirkungen der Huminsäuren werden im Kapitel 4 (Seite 53) ausführlicher besprochen.

3.3.1.1 Herkunft und Entstehung der Humin- und Fulvinsäuren

Begrifflich leitet sich das Wort Huminstoff aus dem lateinischen „Humus" ab, was „Boden" bedeutet und zugleich auch Hinweis darauf ist, aus welchem Material Ende des 18. Jahrhunderts das erste Mal Huminstoffe isoliert worden sind. Man geht heute davon aus, dass Humine 60–80 % des gelösten organischen Kohlenstoffs in Gewässern[25] und 70 % des gesamten organischen Materials ausmachen.[26] Man muss Huminstoffe unterscheiden, die im Wasser gebildet wurden, von jenen, die im Boden entstanden sind. Huminstoffe im Wasser gehen auf Phytoplankton zurück, während Bodenhuminstoffe aus landlebenden Lebewesen entstehen. Obwohl das organische Ausgangsmaterial sehr unterschiedlich ist, weisen Huminstoffe aus Böden und marinen Sedimenten erstaunlicherweise viele Gemeinsamkeiten auf.

Das organische Material in Böden besteht im Wesentlichen aus abgestorbenen Resten von Laub, Wurzeln, Holz und Bodentieren sowie Mikroorganismen. Leitsubstanz sind hier Cellulosen und der für Holz typische Inhaltsstoff Lignin. Marine Huminstoffe bilden sich beim Abbau toter mariner Organismen durch Bakterien, Ausscheidungen von Algen (photosynthetische Produkte) und Sekrete des Planktons. Sie enthalten kein Lignin. Trotz dieser Unterschiede sind sich Bodenhumine und marine Humine, wie gesagt, chemisch sehr ähnlich: Alle Huminstoffe bestehen, unabhängig von ihrer Herkunft, aus einem Netzwerk hoch- und ultrahochverzweigter Strukturen, in die Anteile aromatischer Strukturen (ein bestimmter Typ organischer Moleküle) eingebettet sind.[28] Auch nehmen ihre Molekülgrößen keine deutlich unterschiedlichen Bereiche ein und liegen zwischen ein paar hundert und mehreren hunderttausend g/mol.[27] (Die Maßeinheit „Mol" bezeichnet die Menge eines chemischen Stoffes, die seinem relativen Molekulargewicht in Gramm entspricht.)

Derzeit[31] werden vier Modelle zur Bildung von Huminstoffen intensiv diskutiert. Jede dieser Theorien führt Belege an, hat aber auch Schwachstellen. Ohne an dieser Stelle zu sehr ins biochemische Detail gehen zu wollen, stellt sich die Huminstoffentstehung wie folgt dar: Die Biopolymere toter Organismen, wie zum Beispiel Lipide, Kohlenhydrate, Eiweißstoffe, Lignine oder Pigmente, werden durch Mikroorganismen in kleinere Einheiten zerlegt: z. B. Fettsäuren, Aminosäuren, Aromaten, Phenole und organische Säuren. Diese kleineren Komponenten kondensieren oder polymerisieren dann zunächst zu Fulvinsäuren. Nach weiteren Kondensationen und Polymerisierungen bilden sich Huminsäuren und letztlich auch Humine.[26] Das Molekülgewicht steigt also, und es liegt ein aufbauender Prozess vor.

Ein anderes Modell geht von derselben Ausganssituation aus, unterscheidet sich aber im Weg. Hier werden die in Wasser unlöslichen Humine aus Algen und Bakterien im Sediment des Meeres über Oxidation abgebaut und zu Huminsäuren, die durch den Einbau bakteriell erzeugter Pflanzenmetabolite zu Fulvinsäuren werden.[29] Erst die Adsorption an mineralische Oberflächen ermöglicht eine Kondensation des organischen Materials.[30]

Die anderen Theorien sind Varianten dieser beiden Grundprozesse.

An ihrem Ende stehen jeweils gelbe bis braune Produkte, die mit Mumijo durchaus Ähnlichkeit haben und immer wieder auch Inhaltsstoffe enthalten, die in Mumijo nachgewiesen werden konnten.

3.3.1.2 *Bedeutung für die Mumijo-Entstehung*

Wie bereits ausgeführt, ist die Entstehung von Mumijo bis heute noch weitgehend ungeklärt. Wenn man sich jedoch mit den Huminstoffen näher beschäftigt, erkennt man, warum ihre Entstehung und ihre Beschreibung so schwierig ist, bedenkt man, dass keine zwei Huminsäuremoleküle in einer Probe identisch sind. Abbildung 17 (Seite 76) zeigt stark schematisiert und vereinfacht einen Ausschnitt aus einer Grundstruktur eines Huminsäuremoleküls. Wir haben es mit einem hochkomplexen Molekül zu tun, dass man aber nicht „im Stück“ analysieren kann, sondern nur die Komponenten, nachdem sie aus dem Molekül herausgelöst wurden.

Zunehmend verdichten sich die Hinweise auf einen fossilen Ursprung, wenn auch viel Fantasie nötig ist, sich Entsprechendes vorzustellen – so wie es für uns schwer vorstellbar ist, dass ganze Kontinente auseinanderdriften oder kollidieren und sich dabei in der Kollisionszone riesige Gebirge auftürmen, die bis heute in Bewegung sind. Ebenso schwer vorstellbar sind die Mengen an Sediment, das oft aus den versteinerten Schalen von Meerestieren gebildet wurde und ganze Gebirge bildet; oder Kohleflöze in Tiefen von bis zu 5000 m, die einmal urzeitige Wälder waren, und Erdölfelder als fossile Rückstände vergangenen Lebens. Wir tun uns schwer, in derart großen und zeitlich weitreichenden Dimensionen zu denken – und dennoch ist es nicht ausgeschlossen, dass Mumijo genau so entstanden ist und an einigen geologisch sehr aktiven Zonen wie dem Himalaya und seinen angrenzenden Gebirgen an die Oberfläche tritt. Es wäre auch eine Erklärung für die relativ große Menge der nachgewiesenen Inhaltsstoffe, die überall relativ ähnlich ist, bei sehr unterschiedlichen biologischen Voraussetzungen.

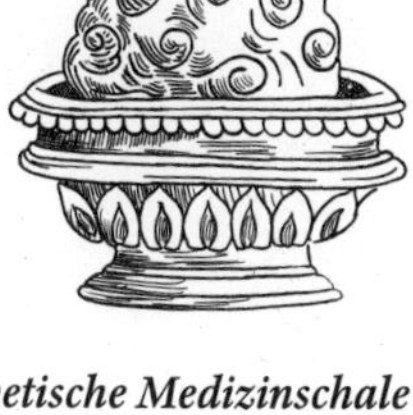

Abbildung 15: Tibetische Medizinschale mit Mumijo

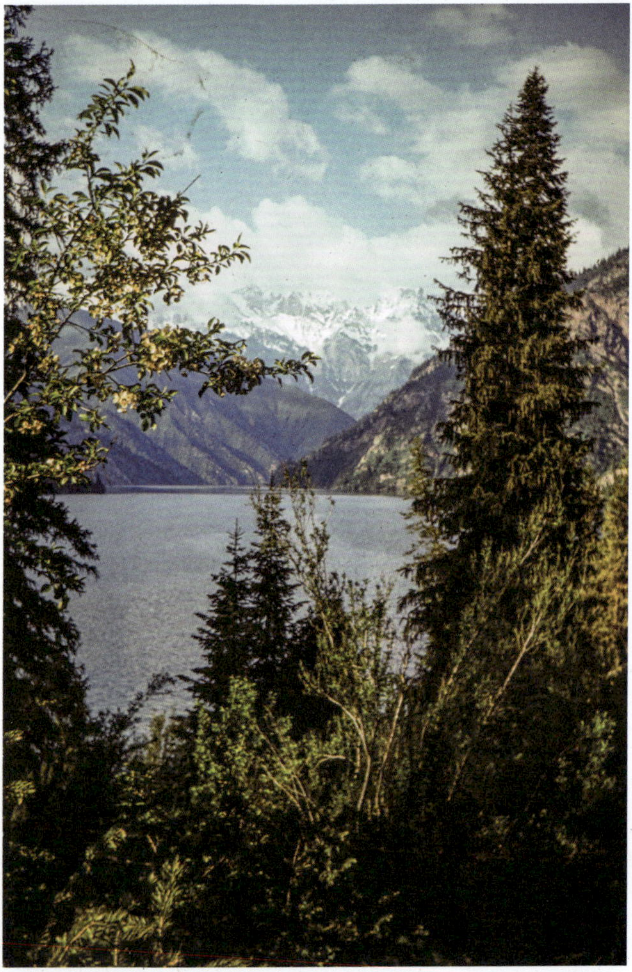

Abbildung 16: Bergsee Region Osh

4 Die Wirkungen von Mumijo

Über die Wirkungen von Mumijo wurde in der russischen medizinischen Literatur der 1950er- und 1960er-Jahre vieles veröffentlicht – zu einer Zeit, in der man in der ehemaligen Sowjetunion mangels ausreichender Pharmaproduktion sowie aufgrund fehlenden Zugriffs auf internationale Patente und knapper Devisenreserven auf die volksmedizinisch verwendeten Heilmittel zurückgriff, die auch in der Bevölkerung ein hohes Ansehen hatten.

Ganz klar abgrenzen muss man diese fachlich orientierte Literatur von der idealistisch-esoterisch-paramedizinischen Literatur, die manchmal als gefährlich anzusehen ist: Wenn z. B. ein Typ-II- oder gar Typ-I-Diabetes (insulinpflichtig) durch Selbstmedikation mit ausschließlicher Gabe von Mumijo behandelt werden soll, dann ist damit die Grenze einer seriösen Therapie eindeutig überschritten. Leider sind diese Fälle keine Seltenheit. Wenn die Behandlung unter ärztlicher Begleitung stattfindet, dann ist das eine andere Sache. Mit einem aufgeschlossenen Therapeuten, bei dem man sich in verantwortungsvollen Händen weiß und der weiß, wann und wo die Grenze erreicht ist, kann man durchaus auch versuchen, andere Wege zu gehen. Schaden entsteht in diesem Bereich meist nicht durch falsche Dosierungen, sondern durch ideologiebegründete Unterlassung.

Wieder ins Blickfeld rückte Mumijo durch die Öffnung der sowjetischen Archive, die nicht nur im politischen Bereich manche Rätsel lösten, sondern auch das eine oder andere Erfolgsrezept der realsozialistischen Ära zum Beispiel im Sport oder in der Raumfahrt erklärte.

Neben den Gesundheitsorganisationen, die hauptsächlich ein therapeutisches Interesse an Mumijo hatten, waren es besonders die Militärs, die auf seine Wirkungen aufmerksam wurden und im Verborgenen Untersuchungen zu Mumijo förderten und finanzierten. Sowjetische Elitetruppen bekamen Mumijo zur Ergänzung des Speiseplans, um die körperliche und seelische Belastbarkeit der Soldaten und die Unempfindlichkeit gegen Stress zu steigern. Die russischen Kosmonauten wurden aus denselben Gründen ebenfalls mit Mumijo versorgt. Daneben spielen seine Eigenschaften als Radikalfänger (Antioxidantien) eine zusätzliche Rolle, da die Kosmonauten im All einer erhöhten Strahlung ausgesetzt sind. Dasselbe Problem ist bei fliegendem Personal der Luftfahrtgesellschaften bekannt, weshalb viele Airlines dazu übergegangen sind, ihren Mitarbeitern Naturstoffe mit antioxidativen Eigenschaften auf den Speiseplan zu setzen, um den gesundheitlichen Schäden der Höhenstrahlung vorzubeugen.

Für die Sportmediziner war nicht nur die festzustellende Zunahme an Muskelmasse und körperlicher Robustheit der Kraft- und Ausdauersportler während einer Mumijo-Kur ein

Argument für die nähere Untersuchung, sondern auch die festzustellende Beschleunigung der Genesung nach Verletzungen. Dem Sport wurde mit diesem Naturstoff ein Hilfsmittel an die Hand gegeben, das frei ist von den Nebenwirkungen der Mittel der klassischen Schulmedizin und unter Dopinggesichtspunkten als unproblematisch gilt. Es ist damit zu rechnen, das Mumijo im Leistungs- wie im Breitensport in den nächsten Jahren einen festen Platz einnehmen wird.

Die antioxidative Wirkung gegen stark reaktiven Sauerstoff und die Zellschutzeigenschaften verleihen Mumijo in Indien den Status einer „Jungbrunnensubstanz."[7, 60–64] Nachgewiesen werden konnten im Tierversuch die Verlangsamung bestimmter Alterungsprozesse und die Steigerung mentaler Fähigkeiten wie Merk- und Lernfähigkeit bei Ratten. In der russischen Chirurgie wird heute noch vor schwerwiegenden Eingriffen gerne Mumijo als Stärkungsmittel verordnet, um den Körper auf die OP vorzubereiten. So wurde von der Moskauer Klinik, die den früheren russischen Präsident Boris Jelzin behandelte, vor seiner ersten Bypass-Operation eine Mumijo-Kur beim Produzenten in Kirgistan geordert und unter großem Geheimhaltungsaufwand nach Moskau geschafft.

Wohl auch bedingt durch die sehr tiefgreifenden politischen Änderungen in Russland und der gewollten Westorientierung, hat die Publikationsintensität russischer Wissenschaftler zu Mumijo in internationalen Fachmedien merklich abgenommen. Die Forschungsaktivität findet heute überwiegend in den Staaten des südlichen Himalaya, in Indien, Pakistan, Nepal, Tibet und dem Iran statt.

Sehr interessant ist folgende Tatsache, die sich in den wissenschaftlichen Veröffentlichungen widerspiegelt: Volksmedizinische Anwendungen, oft als paramedizinisch und/oder irrelevant verunglimpft, finden plötzlich eine wissenschaftlich plausible Erklärung. Es ist schlicht erstaunlich, was vergangene Generationen nur durch sehr feine Beobachtung feststellen konnten. Schade ist, dass durch die unglückliche Kombination aus mangelhafter Dokumentation dieser Beobachtungen (besonders bei uns im christlichen Abendland) einerseits und dem Aufkommen des absoluten Machtanspruchs der christlichen Kirche im späten Mittelalter andererseits so unendlich viel Wissen verloren gegangen ist.

Im Folgenden soll die wissenschaftlich gesicherte Verwendung ausführlich beschrieben werden. Diese sind zum Teil den Publikationen und der Dissertation von Prof. Adyl Shakirov entnommen, der in den 1960er- und 1970er-Jahren sehr viel auf Russisch publiziert hat. Weitergehende Recherchen in der russischen Staatsbibliothek, vormals Lenin-Bibliothek, ergaben eine dünne Ergebnislage, Dissertationen wurden erst ab etwa 1990 digitalisiert. Leider veröffentlichten russische Wissenschaftler in jenen Dekaden nicht in internationalen Fachzeitschriften, sondern im sogenannten „*Referatiwny schurnal*“, einer UdSSR-spezifischen Besonderheit, deren Inhalt zusammengefasste Aufsätze von umfangreicheren Arbeiten sind. Die Originale konnten dann bei den publizierenden Instituten angefordert werden, weshalb die Beschaffung der Originale nicht immer einfach ist.

Shakirov gilt als Pionier der medizinischen Grundlagenforschung zu Mumijo in der ehemaligen UdSSR. Seine wissenschaftliche Tätigkeit in Kliniken in St. Petersburg und dem Institut für Traumatologie und Orthopädie der Universität Taschkent ermöglichten ihm und seinen Mitarbeitern, Studien zu volksmedizinischen Anwendungen mit z. T. über 2500 Probanden durchzuführen und zu verifizieren. Von diesen Publikationen lagen dem Autor ins Deutsche übersetzte manuelle Abschriften vor; sie wurden ergänzt durch Abschriften der kirgisischen Wissenschaftler Narbekov und Kortschubekov, die im Auftrag des kirgisischen Gesundheitsministeriums den Wissensstand dokumentiert haben und verschiedene Patente halten.[32] Der weitaus größere Teil der aktuellen Veröffentlichungen, die Eingang in dieses Buch gefunden haben, sind verschiedenen Arbeitsgruppe aus Indien, Pakistan, Nepal und Iran zuzuordnen.

4.1 Innerliche Anwendung

Als allgemeine Übersicht werden die in der Literatur beschriebenen Anwendungen stichwortartig genannt und anschließend im Einzelnen besprochen. Die genannten Dosierungen sind der jeweils angegebenen Literatur entnommen und wurden vom Autor nicht auf ihre Wirksamkeit überprüft.

Mumijo wird von A bis Z eingesetzt bei

- Allergien
- Bronchialerkrankungen

- Erkältungskrankheiten
- Hämorrhoidalleiden
- Immunschwäche
- Impotenz, Infertilität
- Knochenbrüchen
- Magen- und Darmschleimhautentzündungen
- Mangelerscheinungen im Mineralstoffhaushalt besonders von Eisen, Selen, Magnesium, Zink, Jod, Kalium, Calcium, Schwefel, Mangan, Molybdän, Kupfer
- Osteoporose
- Parodontose
- schlecht heilenden Wunden
- Venenentzündungen

4.1.1 Immunstimulation

Die Häufigkeit von Infekten der verschiedensten Art nimmt in unserer westlichen Zivilisation immer mehr zu. Bestimmte Krebsarten steigen in den letzten Jahren immer mehr an.

Es ist davon auszugehen, dass die immer höhere Lebenserwartung uns Krankheiten beschert, die immer komplizierter zu behandeln sind. Als Beispiel mag die AIDS-Erkrankung anzusehen sein. Eine der Ursachen ist in einer chronischen Schwächung unseres Immunsystems zu sehen, das die immer komplizierteren Umweltgifte nicht mehr abwehren kann und im schlimmsten Fall in der Form entgleist, dass es sich gegen den eigenen Körper richtet – zu dessen Schutz es eigentlich da ist.

Von Natur aus ist der Mensch mit einem sehr leistungsfähigen Abwehrsystem ausgerüstet. Es stellt dem Körper ein ganzes Arsenal an mechanischen, biologischen und chemischen Abwehrwaffen zur Verfügung.

Fresszellen:	umschließen Eindringlinge und vernichten sie
Killerzellen:	besonders Tumorzellen und Viren werden angegriffen
T-Lymphozyten:	vernichten Viren, Pilze und bestimmte Bakterien
B-Lymphozyten:	vernichten im Blut befindliche Erreger durch Antikörperbildung
Gedächtniszellen:	„Aktenlager" für besiegte Eindringlinge und deren Struktur
Zytokine:	Botenstoffe, die das Zusammenspiel der Immunantwort koordinieren

So erkennen Sie eine Abwehrschwäche:
Wenn Sie

- häufig erkältet sind,
- eine Erkältung nur sehr schleppend überstehen,
- häufig eine Stirnhöhlenvereiterung haben,
- häufiger Verdauungsstörungen, Durchfälle oder Erbrechen haben,
- sich erschöpft und ausgelaugt fühlen,
- Bronchitis oder Ohrenentzündungen mehr als dreimal pro Jahr vorkommen,

dann liegt der Verdacht nahe, dass Ihr Immunsystem nicht in Ordnung ist. Besonders ungünstig ist die Kombination der oben genannten Erkrankungen mit Faktoren wie Stress, seelischen Problemen, falscher oder einseitiger Ernährung, Bewegungsarmut, Stoffwechselstörungen und -erkrankungen.

Regelrecht blockiert werden kann das Immunsystem

- bei Dauerstress,
- durch unausgewogene Lebensführung,
- durch psychisches Ungleichgewicht,
- durch Genussgifte,
- durch Alkohol
- sowie Medikamentenmissbrauch.

Mit zunehmendem Alter wird die Immunantwort schwächer.

Die beste Therapie ist natürlich, die negativen Einflüsse zu vermeiden oder auszuschalten, wo es geht.

- Achten Sie auf Ruhepausen.
- Sorgen Sie für Abwechslung in Ihrem Leben.
- Gönnen Sie sich Mußestunden.
- Treiben sie regelmäßig Sport.
- Gehen Sie bei jedem Wetter täglich an die frische Luft.
- Vermeiden Sie, sich zu übernehmen; sowohl beim Essen und Trinken als auch in Power-Sportarten.

Zur Unterstützung des Immunsystems gibt es in der Natur eine Menge Helfer.

Die immunstimulierende Wirkung von Mumijo ist lange bekannt und zusammenfassend beschrieben;[57–59] neuere Publikationen[69, 70] belegen sowohl anitivirale und antibakterielle

Wirkungen als auch eine Wirkung auf die Immunantwort im Allgemeinen. Des Weiteren werden in der Fachliteratur die Aktivierung von T-Zellen und Makrophagen (Fresszellen) beschrieben,[56] deren Aufgabe es ist, z. B. eingedrungene Viren und Bakterien zu umschließen und unschädlich zu machen.

Im asiatischen Raum hat Mumijo eine führende Position bei der Therapie von Infektionen der Atemwege und der ableitenden Harnwege. Shakirov wies bereits 1963[65] im Zuge seiner Dissertation die antibiotische Wirkung nach. Hierbei ist nicht von einer systemisch-antibiotischen Wirkung auszugehen, sondern von einer lokalen. Verschiedene neuere Studien zeigten im Tiermodell eine direkte antibiotische Wirkung sowohl auf gram-positive als auch auf gram-negative Keime.[66, 67]

Infekte der Magen- und Darmschleimhaut sind mit Mumijo keimhemmend behandelbar, da die Konzentration dafür ausreichend hoch ist.

Nach dem derzeitigen Kenntnisstand ist davon auszugehen, dass es sich bei der immunstimulierenden Wirkung um einen vielgestaltigen Wirkkomplex handelt, der nicht nur das unspezifische Immunsystem stärkt.

Die erste Barriere, die ein Krankheitserreger überwinden muss, sind die Haut und die Schleimhäute. Darin befinden sich die ersten Außenposten des Immunsystems, die sofort aktiv werden, wenn sich ein Erreger zeigt. Je besser der Zustand der Schleimhäute ist, desto besser funktioniert dieser erste Schutz. Mumijo stabilisiert die Schleimhäute.

Folgende Beobachtungen belegen die immunstimulierende Wirkung:

- Nach der Reaktorkatastrophe von Tschernobyl wurden Strahlengeschädigte mit Mumijo behandelt. Hier bestätigten sich die bereits 1968 veröffentlichten Ergebnisse,[2] dass strahlenbedingte Blutbildveränderungen, besonders die Senkung der Leukozytenzahl, unter Mumijo-Gabe normalisiert werden konnten. Die strahlenschützende Wirkung von Mumijo wurde 2017 am Zebrafisch-Modell erneut bestätigt.[68]
- Unter der Gabe von Mumijo ist die Infektanfälligkeit bei Hals-, Nasen- und Ohreninfekten geringer[2].
- Infekte der Harnwege sind deutlich geringer.[7]
- Infekte unter Stressbedingungen, einer typischen abwehrschwächenden Situation, sind ebenfalls seltener.[7]

Eine breit angelegte Studie, ausgehend von obigen Beobachtungen, belegt, dass Personen, die zwei- bis dreimal pro Jahr eine *Mumijo-Kur* mit 120 Tabletten durchführten, deutlich seltener an Infektionen erkrankten.[2]

Russische Mediziner entwickelten ein Rezept aus 2 % hochgereinigtem Mumijo und Honig, das den erwarteten Erfolg hatte im Vergleich zu einer Kontrollgruppe ohne *Mumijo-Behandlung.* Auch hier zeigte sich die günstige Kombination von Mumijo mit Honig, dessen stärkende Wirkung ebenfalls seit Menschengedenken bekannt ist (siehe auch Seite 157 ff.).

Grundsätzlich ist denkbar, dass auch der Gehalt sowohl an Zink als auch an Magnesium einen Teil der immunstimulierenden Wirkung mitträgt. Von beiden Elementen ist die

Wirkung auf das Immunsystem bekannt. Zink hat in den letzten Jahren ein sehr großes Interesse erfahren, und Studien sind in großer Zahl erschienen. Es ist Bestandteil von über 70 Enzymen, wirkt wundheilend (Zinkverband), stabilisiert unter anderem die Zellmembran und spielt eine Rolle bei der zellulären Abwehr (Lymphozyten).[43, 58] Die Gabe von Mumijo im üblichen Dosierschema von dreimal täglich 200 mg würde nach diesen Erkenntnissen eigentlich eine zu geringe Dosis Zink ergeben. Man muss dazusagen, dass natürliche synergistische (wirkungsverstärkende) Effekte nicht berücksichtigt werden, genauso wenig wie eine synergistische Wirkung der Inhaltsstoffe. Hierzu existieren keinerlei Erkenntnisse, was der bewiesenen Wirkung jedoch nicht widerspricht. Die von Ernährungsmedizinern empfohlene streng nüchterne Einnahme von Zink[7] deckt sich mit der Einnahmeempfehlung von Mumijo.

Noch ein Wort zu den gerne und oft verwendeten **Antibiotika:**

Oftmals lassen sich Antibiotika nicht vermeiden, und es wäre ein Kunstfehler, sie nicht einzusetzen. Bei Befindlichkeitsstörungen, wie eine Erkältung sie darstellt, ist die Einnahme eines Antibiotikums jedoch nicht immer sinnvoll, denn eine Erkältung ist zunächst ein viraler Infekt, der in der Regel nur zwei bis Tage dauert und nicht auf Antibiotika anspricht. Erst durch Sekundärinfektionen mit Bakterien entstehen die meisten erkältungsbedingten Krankheiten, wie z. B. Bronchitis oder Sinusitis. Antibiotika vernichten die „schlechten" Keime – allerdings auch die „guten". Das bedeutet, dass zum Beispiel die Colibakterien ebenfalls vernichtet werden, was unter einer Antibiotikagabe zu Verdauungsstörungen und Unverträglichkeitsreaktionen führen kann, außerdem kommt es oft zu Durchfällen und anderen unangenehmen Erscheinungen. In den seltensten Fällen verordnen die Ärzte aber zusätzlich ein sogenanntes Probiotikum: ein Bakterienpulver, das hilft, die geschädigte Darmflora wieder aufzubauen.

Bei Frauen kommt es sehr oft im Zuge einer Antibiotikabehandlung zu Scheidenpilzinfektionen, da die natürlichen Bakterienbesetzung der Scheide abgetötet wird und sich Pilze an deren Stelle setzen können, die oft sehr hartnäckig ihren Platz verteidigen. Auch hier hilft die zusätzliche Verordnung beispielsweise von Milchsäurebakterien, die natürliche Flora wiederherzustellen. Aus Gründen des Budgetdrucks unterbleibt die Verordnung jedoch meist.

Sehr interessant sind neuere Untersuchungen, die sich mit der antiviralen Wirkung von Mumijo beschäftigen. So untersuchte eine italienische Gruppe von Wissenschaftlern 2014 seine antiviralen Eigenschaften[69] und den dazugehörigen Wirkmechanismus. Sie stellten im Laborversuch eine dosisabhängige Hemmaktivität gegen verschiedene Herpes- und das Respiratorische Syncytialvirus RSV fest, das den häufigsten Grund für Atemwegsinfekte im Kindesalter darstellt; der Wirkmechanismus ist eine Mischung aus Virusinaktivierung und Störung der Virusanhaftung. Interessanterweise beeinflusste Mumijo Rota- und Stomatitisviren nicht. Aus heutiger Sicht im Jahr 2021 wäre es auch interessant zu wissen, ob eine Wirkung gegen Corona-Viren vorhanden ist. Leider gibt es dazu (Stand 10.1.2021) noch keine Untersuchungen. Da Mumijo mehrere immunrelevante Parameter beeinflusst, besonders die Primärabwehr, ist eine prophylaktische Gabe dennoch sehr empfehlenswert.

4.1.2 Frakturen

Mediziner der Universität Taschkent[2] testeten Mumijo Mitte der 1960er-Jahre neben anderen Testreihen[65] auch bei Knochenfrakturen[79] in z. T. mehr als 2500 Fällen. Sie verordneten Mumijo zweimal täglich in der Dosis 200 bis 300 mg im Laufe von 30 Tagen. Bei schweren Frakturen wurde nach 30 Tagen eine Einnahmepause von 10 Tagen verordnet, und danach 30 Tage die Einnahme nochmals wie zu Beginn verabreicht. Die laufenden klinischen und röntgenologischen Forschungen brachten zutage, dass die Knochenkallusbildung um bis zu 13–17 Tage schneller als bei der Kontrollgruppe ohne Anwendung von Mumijo stattfindet. Eine mögliche Ursache für diese Beschleunigung unter Mumijo-Gabe könnte der Gehalt an Strontium sein.

Strontium (chemisches Zeichen: Sr) ist wie Calcium ein zweiwertiges Erdalkalimetall und kommt in der Natur in drei verschiedenen natürlichen Isotopen* vor: ^{84}Sr, ^{86}Sr und ^{87}Sr, das den größten Anteil hat. Natürliche Vorkommen in

---

* Traurige Berühmtheit erlangte das radioaktive Isotop ^{90}Sr, das im radioaktivem Fallout nach der Tschernobyl-Katastrophe stark angereichert über Europa niederging und eine Halbwertszeit von 28 Jahren hat. Die Gefährlichkeit liegt im Einbau des radioaktiv strahlenden Sr in die Knochensubstanz und in der langsamen Zerstrahlung des Gewebes. ^{90}Sr tritt wie ^{85}Sr nur bei der unkontrollierten Kernspaltung auf, ist also kein regulär in der Natur vorkommendes Element.

Mineralien sind das Coelestin (Sr-Sulfat) und Strontianit (Strontiumcarbonat).

In Mumijo kommt nur natürliches Strontium vor, somit zeigt es keine erhöhte Radioaktivität.

So wirkt Strontium:
Strontium steht chemisch sowohl dem Calcium als auch dem Barium nahe, ohne dabei die Giftigkeit des Bariums zu haben. Die positive Wirkung des Strontiums ist bei der Therapie der Hungerosteopathie bereits lange bekannt. Strontium konkurriert mit Calcium um die Knocheneinlagerung und kann u. a. als „Calcium-Schlepper" zur Remineralisierung der Knochen, insbesondere in der Calcifizierung nach Frakturen oder in der Osteoporosetherapie, eingesetzt werden.[79–82] Der Wirkmechanismus ist nicht vollständig geklärt, bekannt ist die Förderung der Osteoblastenfunktion (Knochenaufbau) und die Hemmung der Osteoklastenfunktion (Knochenabbau) durch Strontiumverbindungen.[81] Bis 2017 gab es ein Arzneimittel mit dem Wirkstoff Strontiumranelat, dass von Osteoporose-Spezialisten gerne als sogenanntes Reservearzneimittel eingesetzt wurde, wenn andere Standardtherapeutika nicht vertragen wurden. Aufgrund der Nebenwirkungsdiskussion und wegen der seltenen Verordnung wurde es vom Markt genommen.[88]

Knochenheilung
Die Biologie der Knochenheilung ist ein hochkomplexer Vorgang, der in mehreren Phasen abläuft:[87] Dem Frakturgeschehen folgen nach Schwellung und Bluterguss, die eine Kaskade biologischer Reparaturprozesse anstoßen, die

Differenzierung von bestimmten Stammzellen, die zu Gewebe, Knorpel oder Knochen werden. Bei fortschreitender Heilung wird knorpeliger (weicher) Kallus gebildet, dieser überbrückt den Zwischenraum zwischen den gebrochenen Knochenstücken. Der weiche Kallus mineralisiert, anschließend wandern Osteoblasten ein und legen das Knochengewebe an – der Knochen verhärtet.

In diesem Stadium bewies 2019 eine iranische Studie[86] eine erhöhte Zellteilungsrate unter Gabe von Mumijo. Es ist denkbar, dass die in Mumijo enthaltenen Substanzen wie Humine, Fulvine, Polyphenole, Strontium usw. in verschiedene Stufen der Heilungskaskade beschleunigend eingreifen, denn wenn es eine Indikation gibt, die mit Mumijo seit Menschengedenken immer wieder in Verbindung gebracht wird, dann ist es die Anwendung bei Frakturen. Schließlich stellten diese unsere Vorfahren vor das existenzielle Problem schlechthin. Die wirklich verblüffende und Mediziner immer wieder in Erstaunen versetzende rasante Wirkung bei Frakturen hat der Autor selbst in der Familie und im Bekanntenkreis erlebt.

Es sind zwei Fälle schwer heilender Haarriss-Oberschenkelfrakturen bekannt, die mit Hilfe von Fixaturen chirurgisch gerichtet wurden, aber keine Heilungstendenz zeigten. Ein mechanischer Reiz der Bruchstelle, der normalerweise zu einem Heilungsprozess führt, war erfolglos, im Röntgenbild war der Riss über ca. acht Monate zu sehen. Erst unter der Gabe von Mumijo heilte der Riss binnen ca. drei Wochen vollkommen ab. Die Fixaturen, die normalerweise unter lokaler Narkose nahezu schmerzfrei entfernt werden, waren nur unter Vollnarkose (!) entfernbar, weil der Knochen so stark verhärtet war. Zwei weitere Fälle mit Oberarm- bzw. Schlüsselbeinbruch in Folge eines Fahrradunfalls heilten auffällig schnell ab, ein komplizierter offener Schienbein-Wadenbein-Sprunggelenksbruch in Folge eines Gabelstaplerunfalls ergab dasselbe Bild: Auffällig schnelle Heilung, kaum Narben. Im letzten Fall waren bereits nach acht Wochen keine Gehilfen mehr nötig.

4.1.3 Osteoporose

Die Osteoporose (Knochenschwund) ist eine Volkskrankheit geworden. Schon heute verursacht sie mehr Krankenhausaufenthalte als Herzinfarkt und Schlaganfall zusammen. Seriöse Institutionen schätzen, dass aufgrund der höheren Lebenserwartung in 50 Jahren mindestens doppelt so viele Menschen an Osteoporose leiden werden wie heute.

Die Beschreibung der Krankheit ist einfach, die Folgen jedoch katastrophal für den Betroffenen: Es wird mehr Calcium aus dem Knochengerüst abgebaut als eingelagert. So kommt es zu einem kontinuierlichen Calciumverlust, die Knochen werden poröser und brechen leichter. Die den Knochen stabilisierenden Querversteifungen dünnen aus, und der Knochen verliert seine Stabilität.

Wer ist besonders gefährdet?

Die Osteoporose kann grundsätzlich jeden treffen. Besonders gefährdet sind jedoch Frauen in und nach den Wechseljahren. Die weiblichen Geschlechtshormone – die Östrogene – haben einen maßgeblichen Einfluss auf die knochenauf- und abbauenden Prozesse. Man konnte ein besonderes Risiko bei Frauen feststellen, die weniger als 35 Jahre lang menstruiert haben.

Grundsätzlich kann die Osteoporose aber jeden treffen, der nicht rechtzeitig vorbeugt. Vorbeugung bedeutet auch, mit seinem Arzt ein klärendes Gespräch zu führen, der auf die besonderen Risiken hinweisen wird und gegebenenfalls eine Knochendichtemessung vornimmt. Diese Knochendichtemessung gibt Auskunft über den Grad des Calciumverlustes im Knochen.

Die folgende Tabelle gibt Auskunft über die Menge Calcium, die jeder Mensch in den verschiedenen Altersstufen zu sich nehmen sollte, um ausreichend damit versorgt zu sein.

Zur Vorbeugung gegen Osteoporose hat es ab den 2010er-Jahren einen deutlichen Wandel in der Empfehlung gegeben. Während früher noch ausschließlich zu einer Calciumgabe geraten wurde, weiß man heute bedeutend mehr über die noch viel notwendigere Gabe von Vitamin D3, das dafür sorgt, dass das Calcium überhaupt in den Knochen kommt und nicht aufgrund eines Überangebotes in Geweben und Gefäßen abgelagert wird. Natürlich können Sie täglich neben der Nahrung noch ein Calciumpräparat einnehmen und sollten das auch tun. Achten Sie dabei auf eine hohe Verfügbarkeit des Calciums für den Körper. Denn Calcium ist nicht gleich Calcium. Bei Präparaten aus dem Discounter handelt es sich oft um Calciumcarbonat, das nur zu etwa 20 % vom Körper aufgenommen werden kann – der Rest wird ungenutzt ausgeschieden. Jedoch in Form von beispielsweise Calciumdigluconat (aus der Apotheke) steht das Calcum dem Körper zu gut 90 % zur Verfügung. Dieses Präparat ist zwar etwas teurer, aber erheblich besser für den Körper verfügbar und daher die bessere Wahl.

Calcium allein reicht aber nicht aus, denn das Calcium muss, wie oben bereits ausgeführt, auch an der richtigen Stelle eingebaut werden. Dafür sorgt Vitamin D3, auf dessen Zufuhr ebenfalls ein Augenmerk gerichtet werden sollte.

Alter	Tagensdosis Calcium in mg
4 bis 6	700
7 bis 9	800
10 bis 12	900
13 bis 14	1000
15 bis 24	1200
25 bis 50	900
ab 51	800

Tabelle 4: Empfohlene Calciumzufuhr in den Körper

Erhöhten Bedarf haben

Stillende	1300 mg
Schwangere	1200 mg
Frauen nach den Wechseljahren, die keine Hormontherapien hatten	1500 mg

Tabelle 5: Erhöhter Bedarf an Calcium

Lebensmittel	Durchschnittlicher Calciumgehalt pro 100 g
Vollmilch 3,5 %	100
Hartkäse	800
Camembert	500
Gouda, mittelalt	900
Bergkäse 45 %	1200
Emmentaler 45 %	1020
Mohnsamen	1448
Sesamsamen	783
Sojabohne	250
Zuckererbse	310

Tabelle 6: Calciumgehalt von Lebensmitteln

Was leistet Mumijo zur Osteoporose-Vorbeugung?

Die volksmedizinische Anwendung zur Osteoporose-Vorbeugung beruht auf demselben Wirkprinzip wie im Abschnitt „Frakturen“ besprochen (Seite 65 ff.). Es fördert wie Vitamin D3 die Einlagerung von Calcium in die Knochen.

Mumijo ist neben den mineralischen Strontium-Vorkommen die einzige derzeitig bekannte Natursubstanz mit merklichem Strontiumgehalt. Als Dosierung zur Vorbeugung wird die Einnahme von zweimal täglich 0,2–0,5 g Mumijo empfohlen.

Auch das in Mumijo vorhandene Zink leistet einen wertvollen Beitrag zur Erhaltung der Knochensubstanz. Zink ist ein wesentlicher Faktor beim Knochenwachstum.[90, 91] Der Zinkgehalt des Knochens nimmt bei Alterung und ab der Menopause ab. Zink hat eine Vielzahl von Wirkungen, unter anderem auf die Bildung und Mineralisierung osteoblastischer Knochen, indem es unter anderem die Ausdifferenzierung von Zellen zu osteoblastischen Zellen fördert und zugleich die osteoklastischen, also Knochensubstanz abbauenden Funktionen hemmt.

4.1.4 Magen- und Darmerkrankungen

Der Magen-Darm-Trakt des Körpers wird zusammenfassend auch als Verdauungstrakt bezeichnet, was aber nur eine seiner Funktionen beschreibt. Der Magen-Darm-Trakt beginnt bereits im Mund, und er endet am After. Einerseits erfolgt im Magen-Darm-Trakt die mechanische Zerkleinerung der Nahrung und deren Aufschluss, damit sie für den Körper in verwertbaren Einzelbausteinen vorliegt. Andererseits hat der Verdauungstrakt auch eine Schutzfunktion, nämlich dass Schädliches nicht aufgenommen, sondern ausgeschieden wird. Die Leber entgiftet den Körper in den Darm. Die dritte Funktion hat die Schleimhaut – eine Grenze zwischen „innen“ und „außen“. Sie übernimmt also einen großen Teil der ersten Verteidigungswelle des Immunsystems.

Erkrankungen des Magens:

Erkrankungen des Magens sind meist Erkrankungen der Magenschleimhaut.

Der Magen ist oft auch ein Spiegel der Seele. Das vegetative Nervensystem steht in enger Verbindung zum Magen. Bei seelischer Stresssituation kann der Magen schon einmal rebellieren, was an sich nicht schlimm ist, im Moment des Auftretens jedoch sehr lästig sein kann. Eine ernste organische Erkrankung liegt dem Geschehen meist nicht zugrunde, was die Symptome aber keinesfalls verharmlosen soll. Aus Dauerstress kann sich schnell ein Magengeschwür entwickeln, und das ist dringend behandlungsbedürftig.

Folgende Beschwerden kennzeichnen einen nervösen Magen:

- Völlegefühl
- Übelkeit, oft unter Stress auftretend
- Erbrechen
- Aufstoßen, oft mit Sodbrennen verbunden
- Blähungen
- Appetitlosigkeit

Wer an einem nervösen Magen leidet, sollte seine Lebensgewohnheiten auf den Prüfstand stellen und sich um seine Ernährung Gedanken machen.

Schwerverdauliches, Fetthaltiges und große Mengen an Speisen besonders am Abend können die obigen Symptome schnell hervorrufen.

Magenschleimhautentzündung:
Der Übergang vom nervösen Magen zur Magenschleimhautentzündung ist meist fließend. Es gelten dieselben Erscheinungen, nur kommen sie wesentlich stärker vor.

Der Erkrankung liegt in aller Regel eine Schädigung der Magenschleimhaut zugrunde. Diese kann ganz unterschiedliche Auslöser haben, z. B.

- Alkoholmissbrauch
- verordnete Arzneimittel, hier besonders Rheumamittel (beispielsweise Diclofenac, Indometacin u. a.)
- übermäßiger Genuss scharfer Gewürze

Chronische Magenschleimhautentzündung:
Das Krankheitsbild der Gastritis ist für den Betroffenen nicht so gravierend. In den meisten Fällen verläuft die chronische Magenschleimhautentzündung für den Betroffenen verhältnismäßig schmerzfrei, da eine Magenübersäuerung oft nicht vorliegt. Dieser Mangel an Symptomen darf aber über die Schwere der Erkrankung nicht hinwegtäuschen, da oft aus chronischen Magenschleimhautentzündungen Magengeschwüre entstehen.

Magengeschwür:
Ein Magengeschwür wird in der ärztlichen Praxis mit Hilfe einer Sonde diagnostiziert, wobei der Patient einen Schlauch „schlucken“ muss. Liegt ein Geschwür vor, kann man auf dem Bildschirm ein Loch in der Magenwand sehen.

Das Loch ist an einer Stelle entstanden, an der die Schleimhaut ihre Schutzfunktion nicht mehr ausüben kann und die Magensäure das Gewebe angreift. Oft kommt es zu Blutungen in den Magen, auf die blutiges Erbrechen oder Blutstuhl hinweisen. Bei diesen Erscheinungen ist sofort ein Arzt aufzusuchen, da es zu erheblichen Blutverlusten kommen kann.

Ursachen für Schleimhautveränderungen:

- Reizung der Schleimhaut durch die Verdauungssäfte
- Störungen in der Magenbewegung mit zu langem Verweilen des Speisebreis
- Reizungen durch Medikamente, Nikotin oder Alkohol

Die heilende Wirkung von Mumijo auf die Magen- und Darmschleimhaut wurde bereits im Altertum von Avicenna und Aristoteles beschrieben. Mumijo unterstützt die Regeneration verletzter Gewebe. In zwei St. Petersburger Kliniken wurden Patienten mit Geschwüren im Magen und im Zwölffingerdarm behandelt.

Die Befunde:

- Ausgeprägte Schmerzzustände und/oder
- Übelkeit bzw.
- Erbrechen zu den Mahlzeiten.

Etwa 60 % klagten seit zwei bis fünf Jahren, die übrigen Probanden seit über zehn Jahren über starke Beschwerden.

Die 74 Patienten erhielten über einen Zeitraum von 26 Tagen zweimal täglich 200 mg Mumijo, ca. 30 Minuten vor den Mahlzeiten in einem Esslöffel Tee oder in warmem Wasser aufgelöst. Nach der vollen Behandlung über zweimal 26 Tage, mit einer Einnahmepause von zehn Tagen, waren alle Kranken beschwerdenfrei. Bei keinem Patienten traten Nebenwirkungen auf.

Zurückzuführen ist diese außergewöhnlich erfolgreiche Therapie auf die besonderen Inhaltsstoffe von Mumijo. Indische Wissenschaftler belegten 1988 die signifikante Wirkung gegen experimentell erzeugte Magengeschwüre und konnten einen direkten Zusammenhang herstellen mit der chemischen Wirkstoffgruppe der Fulvinsäuren, einem natürlichen Bestandteil vieler Humussubstanzen der Erde[92] (siehe Kapitel 3.3.1, Seite 48). Ergänzt wird die Wirkung durch Inhaltsstoffe und biochemische Vorstufen (siehe Abbildung 17) (1) bis (3) von Cumarinen (5), einer äußerst wirksamen Arzneimittelgruppe. Es sind chemisch gesehen Hydroxydibenzo-a-pyrone (4), die schwerpunktmäßig Wirkstoffe (6) zur Blutverdünnung liefern und zur Vorbeugung gegen Herzinfarkt, Schlaganfall und Thrombosen eingesetzt werden.

Der Geruch des Waldmeisters (*Galium odoratum*) ist dem Gartenfreund sicher bekannt. Dieser Geruch wird durch ein Cumarin hervorgerufen. Interessant ist, nebenbei bemerkt, die bereits in den 1960er-Jahren belegte Verlängerung der Blutgerinnungszeit durch eben diese Inhaltsstoffe von Mumijo.

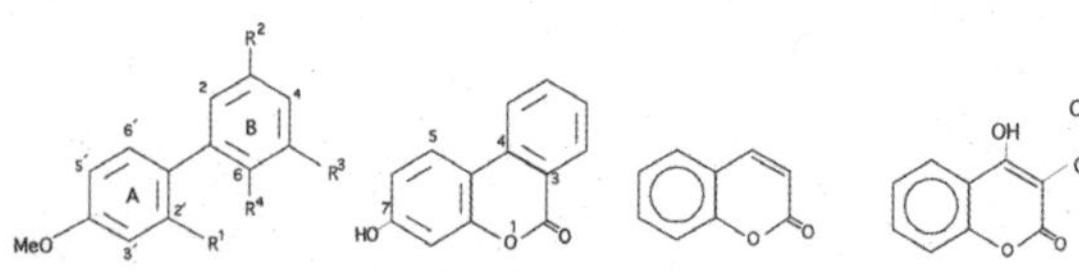

(1) $R^1 = R^4 = H, R^2 = R^3 = OMe$ (4) (5) (6)

(2) $R^1 = R^2 = R^3 = H, R^4 = CO_2Me$

(3) $R^1 = OMe, R^2 = R^3 = H, R^4 = CO_2Me$

Abbildung 17: Struktur- bzw. Summenformeln Fulvinsäuren aus Mumijo (1 bis 4), Geruchsstoff des Waldmeisters (5), Phenprocuomon (z. B. Marcumar) (6)

Mumijo wird durch seine komplexen Inhaltsstoffe wertvoll, denn neben den oben genannten Cumarinen wirken noch weitere Vorstufen gegen Magenleiden. Hinzu kommt noch eine bakterientötende Wirkung.[63–67] Man kann eine ergänzende Erklärung des Heilerfolges bei Magenschleimhautentzündung auch in der antimikrobiellen Wirkung gegen das Bakterium *Helicobacter pylori* sehen, das nach neueren Erkenntnissen maßgeblich am Entzündungsgeschehen im Magen beteiligt ist.

Auf nüchternen Magen eingenommen, kann eine hohe Mumijo-Konzentration, vergleichbar zu den Laborbedingungen, erreicht werden. Bereits 1966 durchgeführte Laborversuche[65] zeigten die bakterientötende Wirkung von 2- bis 5%igen Lösungen auf beispielsweise Coli-, Diphterie-, Dysenterie- und Thyphusbakterien sowie *Staphylococcus aureus*. Klinische Studien am *Kazakhstan Tuberculosis Institute* in Almaty mit 300 Probanden mit Lungentuberkulose zeigten, dass die Heilungszeit unter ergänzender Mumijo-Gabe 3- bis 4-mal kürzer war als unter ausschließlicher Antibiotikagabe.[94] Die bakterizide Wirkung wurde von der Universität Heidelberg, mit der es Ende der 1990er-Jahre eine Zusammenarbeit mit dem Autor gab, erneut bestätigt. Huminsäuren beeinflussen katalytisch den Kohlenhydrat- und Proteinstoffwechsel von Bakterien und hemmen deren Folsäuresynthese.[93]

In Tierversuchen untersuchten russische Wissenschaftler bereits 1971 den Einfluss von Mumijo auf die Magenschleimhaut,[95] die Ergebnisse werden durch andere Studien bestätigt:[92] Die Tiere, die Mumijo vorbeugend bekamen, zeigten eine deutlich geringere Neigung zu Magengeschwüren. In der Gruppe der erkrankten Ratten konnten unter Mumijo-Gabe sehr schnell positive Ergebnisse erzielt werden. Es war dabei unerheblich, ob es sich um Geschwüre des Magens, der Speiseröhre oder des Zwölffingerdarmes handelte. Die Inhaltsstoffe von Mumijo setzen die Menge des in den Magen abgegebenen Magensaftes deutlich herab, was ein weiterer positiver Effekt in der Behandlung von Magen-Darm-Erkrankungen ist. Außerdem wurde die Schleimabsonderung verändert, so dass schädigende Einflüsse der Magensäure deutlich vermindert werden.

Auch Zink hat einen positiven Einfluss auf die Schleimhaut des Magen-Darm-Traktes. Mumijo enthält, wie oben bereits erwähnt, nicht unerhebliche Mengen dieses für den Körper sehr wertvollen Metalls.

Die in Mumijo enthaltene Benzoesäure entfaltet unter anderem auch eine krampflösende Wirkung, die seine Anwendung im indischen Ayurveda als Mittel bei Koliken und Dyspepsie erklärbar macht.

4.1.5 Hämorrhoidalleiden

In der russischen Volksmedizin ist die Anwendung von Mumijo bei Hämorrhoidalleiden eine der wesentlichen Indikationen.

Fast überall auf der Welt, aber insbesondere in den Industrieländern, sind Hämorrhoidalerkrankungen eine Volkskrankheit, die weiter verbreitet ist, als man landläufig annimmt. Schätzungen seriöser Wissenschaftler gehen davon aus, dass mindestens 60 % aller Menschen über 30 von Hämorrhoidalleiden betroffen sind. Sie sind der Preis für unsere Lebensführung, die gekennzeichnet ist durch Bewegungsmangel, sitzende Lebensweise und falsche Ernährung. Ergänzend fördert der aufrechte Gang, der einen Druck auf den Enddarm erzeugt, ihre Entwicklung.

Eine gewisse erbliche Anlage zur Bindegewebsschwäche spielt bei der Entwicklung eines Hämorrhoidalleidens ebenfalls eine begünstigende Rolle. Jedoch nicht alle Enddarmleiden entsprechen wirklichen Hämorrhoidalleiden, deshalb werden sie vom Laien unter dem Sammelbegriff „Hämorrhoiden" zusammengefasst.

Wie ist der Enddarmverschluss aufgebaut?

Anatomisch ist der Verschlussapparat in unterschiedliche Funktionseinheiten aufgeteilt, deren feines Zusammenspiel die Dichtheit garantiert.

Für den mechanischen Grobverschluss gegen den Stuhl ist der Schließmuskel zuständig, der sich aufgliedert in den Beckenbodenheber, dem ringförmigen inneren Schließmuskel, der vom vegetativen Nervensystem gesteuert wird und auf den unser Wille keinen Einfluss hat, schließlich noch in den ebenfalls ringförmigen äußeren Schließmuskel, den der Mensch willkürlich bewegen kann.

Was sind Hämorrhoiden?

Hämorrhoiden – oder korrekt: Hämorrhoidalpolster – sind keine Krankheit, sondern ein Funktionsteil des Enddarms, der zuständig ist für den Feinabschluss des Darms gegen

Feuchtigkeit und Gase. Hämorrhoiden sind Schwellkörper, die wie ein Polster etwa zehn Zentimeter hinter dem Schließmuskel liegen. Es gibt noch weitere Unterteilungen zwischen inneren und äußeren Hämorrhoiden. Innere Hämorrhoiden sind nur durch ärztliche Diagnose festzustellen. Hauptsymptom ist die schmerzlose Blutung, wenn die dünne, reizunempfindliche Schleimhautoberfläche aufreißt. Ab einer bestimmten Größe treten die Hämorrhoiden nach außen über den Schließmuskel hinaus.

Je nach Größe und Zustand teilt man die Hämorrhoidalleiden in vier verschiedene Stadien ein:

- Stadium 1: Nur Schwellung, Missempfindungen, Juckreiz
- Stadium 2: Blutungen bei der Stuhlentleerung, Schleimabsonderung, Juckreiz, bohrender Schmerz beim Pressen, Herausklappen einer Analvene, die sich von selbst wieder zurückzieht
- Stadium 3: Herausklappen einer Analvene, die nur von Hand wieder hinter den Schließmuskel geschoben werden kann, Auftreten von Schmerzen
- Stadium 4: Ständiger Vorfall der Analvene, nicht mehr von Hand zurückzuschieben, unter Umständen knotige Verdickungen durch Thrombosen, sehr stark schmerzend und die Bewegungsfähigkeit einschränkend

Wie entstehen Hämorrhoidalleiden?
Das Leiden entsteht durch eine Vergrößerung der Hämorrhoidalpolster. Es kann dabei zu einem Blutstau kommen.

Vor dem Stuhlgang ist der Schließmuskel geschlossen, und die Hämorrhoidalpolster sind mit Blut gefüllt. Vor der Stuhlentleerung erschlafft der Schließmuskel, und das Blut kann aus dem Venengeflecht abfließen.

Kommt es bei starkem Pressen (weil der Stuhl zu hart ist) zu keiner vollständigen Erschlaffung des Schließmuskels, staut sich das Blut in den Polstern, und es kommt zu Gefäßerweiterungen – die Gefäße „leiern aus" und dichten nicht mehr richtig ab. Ein Hämorrhoidalleiden stellt entgegen der landläufigen Meinung aber kein Krampfaderleiden dar, sondern ist ein entzündlicher Prozess. Krampfadern sind Gefäßerweiterungen durch Fehlfunktionen der Venenklappen. Diese Klappen gibt es im venösen Geflecht der Analpolster nicht.

Woran erkennt man eine Hämorrhoidalerkrankung?

Die Symptome sind vielfältig und manchmal sehr quälend, aber glücklicherweise meist harmlos. Bei folgenden Symptomen liegt der Verdacht auf eine Hämorrhoidalerkrankung nahe:

- Helles Blut auf dem Toilettenpapier
- Nässegefühl im Afterbereich
- Juckreiz am After
- Brennen, Wundsein am After
- Druckgefühl, Stuhldrang ohne anschließenden Stuhlabgang oder nach dem Stuhlabgang
- Ertasten von kleinen Knoten am After
- zwischendurch auftretende Schmerzen im Enddarmbereich
- Fremdkörpergefühl im Enddarmbereich

Bei jedem einzelnen Symptom sollten Sie zur Sicherheit einen Arzt aufsuchen, um seltene, aber sehr schwerwiegende Erkrankungen wie Darmkrebs ausschließen zu können. Besonders das Auftreten von Blut auf oder im Stuhl macht einen Arztbesuch dringend empfehlenswert. Man sollte eine diagnostizierte Analerkrankung nicht auf die lange Bank schieben, da sie eher dazu neigt, sich zu verschlechtern als sich zu verbessern. In einem frühen Stadium ist eine Hämorrhoidalerkrankung einfach und schmerzfrei ohne chirurgischen Eingriff zu behandeln.

Wie werden Hämorrhoidalleiden üblicherweise behandelt?

Hämorrhoiden ersten Grades (und meines Erachtens auch zweiten Grades) werden meist mit Zäpfchen oder Salben mit einer Einführhilfe behandelt. Die am Markt befindlichen Produkte können in unterschiedliche Gruppen eingeteilt werden:

- Ausschließlich **schmerzstillende lokale Betäubung** mit den Wirkstoffen Benzocain oder Polidocanol. Nachteil: Nur der Schmerz wird genommen, aber nicht gegen die Ursache der Schmerzen vorgegangen.
- **Eiweißfällende Substanzen** wie Bismutsalze, Gerbstoffe wie Tannine oder Aluminiumsalze. Sie wirken blutstillend und abschwellend und wirken in gewissem Rahmen dem Nässen entgegen. Nachteil: Die Wirkung besteht in der chemischen Veränderung der Schleimhautoberfläche, der Körper soll zur Bildung neuer Schleimhaut angeregt werden.

- **Entzündungshemmende Mittel** wie Bufexamac oder Azulen. Sie wirken entzündungshemmend und wundheilend.
- **Cortisone:** Ihr Einsatz sollte allerdings aufgrund der Nutzen-Risiko-Bewertung wohlüberlegt sein. Da sie verschreibungspflichtig sind, entscheidet der Arzt, ob dieser Schritt notwendig ist oder nicht.

Was sollte ein Hämorrhoidenmittel leisten?

- Blutungen stillen
- Schmerzen nehmen
- gegen Juckreiz wirken
- Schleimhautneubildung fördern
- Entzündungen verhindern
- möglichst keine Nebenwirkungen haben
- den Körper bei der Selbstheilung unterstützen

Mumijo ist ein Naturheilmittel, das alle Vorteile der obigen Medikamentengruppen verbindet, ohne deren Nachteile zu haben!

Was leistet Mumijo bei Hämorrhoidalerkrankungen?
Mumijo als Zäpfchen verabreicht, stabilisiert, wie bereits im Kapitel Magen- und Darmleiden beschrieben, die Schleimhäute, wirkt entzündungshemmend und baut die Schleimhaut auf. Der Wirkmechanismus funktioniert in etwa über denselben Weg.

In Asien wurde mangels Verfügbarkeit brauchbarer Zäpfchenqualitäten und aus Kostengründen sehr oft auf Instillationen (Eintröpfelung) von Mumijo-Wasser-Lösungen zurückgegriffen, die sehr umständlich in der Handhabung sind. In Deutschland steht ein homöopathisches Produkt zur Verfügung.

Das „Beyish Center of folk medicine“ in Bischkek empfiehlt in einer Publikation zu Mumijo zur Behandlung von Hämorrhoiden den externen Gebrauch einer Mischung aus Mumijo und Honig im Verhältnis 1:5 bis 1:8 sowie zweimal täglich Einmassieren dieser Mischung in den Afterbereich bis zu einer Tiefe von einem Zentimeter in den Analbereich hinein. Es sollte kombiniert werden mit einer oralen Mumijo-Gabe über 25 Tage mit anschließender zehntägiger Pause. Die Einreibung sollte über vier Monate eingehalten werden, und nach einer anschließenden einmonatigen Pause sollte die Prozedur wiederholt werden.

Die besten Resultate würden jedoch nach Auskunft des o. g. Instituts erzielt, wenn eine Mischung aus gleichen Mengen Mumijo und Pfirsichkernöl oder Butter hergestellt würde.

Die Wirkung von Mumijo auf Haut und Schleimhaut ist unbestritten, die Verabreichung der zitierten Mischungen ist allerdings äußerst unkomfortabel und fordert vom Patienten den Willen zum Durchhalten. Außerdem bleibt die Frage offen, wie die eigentliche Hämorrhoidalzone, die etwa zehn Zentimeter hinter dem After liegt, mit dieser Methode erreicht werden kann.

Eine Lösung bietet sich an durch Verwendung von Zäpfchen, die seit ca. 20 Jahren auf dem deutschen Markt zur Verfügung stehen. Es handelt sich dabei um Mumijo in der homöopathischen Wirkpotenz D1. Die Zäpfchen enthalten 100 mg reinen Mumijo-Wirkstoff. Sie sind in der herstellenden Apotheke erhältlich (die Bezugsquellen finden Sie am Ende des Buches beim Autor).

Das Wirkprinzip von Mumijo, richtig angewendet, ergibt sich aus seinen bereits besprochenen Eigenschaften: Sowohl entzündungshemmende und juckreizstillende als auch adstringierende und schleimhautaufbauende Wirkungen seiner Inhaltsstoffe machen den Wert der Mumijo-Therapie bei Hämorrhoidalleiden aus. Hinzu kommt noch die Anwendung bei Analfissuren, die das Bild abrundet. Hier wird eine 5 %ige Mumijo-Salbe oder eine 1- bis 10 %ige Lösung empfohlen.

Was kann man sonst noch tun?

Sehr empfehlenswert ist eine Überprüfung der Essgewohnheiten. Wenig ballaststoffhaltige Ernährung und wenig Bewegung sind die Hauptursachen für die Entwicklung eines Hämorrhoidalleidens. Ein Mangel an Ballaststoffen führt zu einer zu geringen Füllung des Enddarms und einer zu langen Verweildauer im Mastdarm. Der Stuhl trocknet ein und kann immer schlechter durch die natürlichen Bewegungen des Darmes fortbewegt werden.

Eine stärkere Füllung regt den Darm zu vermehrter Tätigkeit an. Ballaststoffe binden Wasser und halten den Stuhl geschmeidig, durch die Quellung der Faserstoffe entsteht mehr Volumen, und der Stuhlgang kann ohne viel Pressen erfolgen. Das starke Pressen ist ein weiterer Faktor in der Hämorrhoidalleidenskarriere. Die Gefäße des Analpolsters lösen sich langsam aus dem umgebenden Gewebe, treten wie oben beschrieben nach außen und bilden Analknoten.

Ein zu hoher Pressdruck kann auch ein Hämorrhoidalleiden regelrecht hervorrufen, nämlich in der missverständlichen Annahme vieler Menschen, mindestens einmal am Tag Stuhlgang haben zu müssen und diesen mit Kraft erzwingen zu können. Insbesondere kann dies während einer Diät sehr fatale Folgen haben. Durch die Umstellung der Ernährung unterbleibt meist die Zufuhr von Ballaststoffen, und die Flüssigkeitsaufnahme wird vermindert. Der Enddarm wird nicht gefüllt, da dort nichts mehr ankommen kann. Im Kopf steckt aber immer noch die normale Stuhlgangfrequenz, dann kommt es hier zum Konflikt.

Oft wird dann mit Abführmitteln nachgeholfen, da der Betroffene persönlich das Gefühl hat, verstopft zu sein. Hier ergibt sich dann ein Teufelskreis, da die meisten Abführmittel mittelfristig eine Darmträgheit hervorrufen und anschließend eine echte Verstopfung vorliegt.

Auf milde Weise reguliert man die Verdauung durch unverdaulichen Milchzucker wie *Lactulose*. Zur normalen Nahrungsergänzung empfiehlt sich eine Beimengung von Weizenkleie oder Leinsamen. Man sollte täglich mindestens zwei Liter Flüssigkeit zu sich nehmen, damit die Quellung der Ballaststoffe vollständig erfolgen kann.

Tun Sie Ihrem Darm etwas Gutes

- Hygiene hilft, Reizungen zu vermeiden. Waschen Sie nach jedem Stuhlgang den Afterbereich mit lauwarmem Wasser ab, aber ohne herkömmliche Seife. Ideal ist ein Bidet. Hautfreundliche, pH-neutrale Seifen reinigen gut und schonend. Zum Abtrocknen keine harten Handtücher verwenden, weiches Toilettenpapier oder Frotteehandtücher sind sehr angenehm.

- Sportliche Aktivität lohnt sich immer. Schwimmen und Radfahren sind besonders empfehlenswert.
- Sie können den Schließmuskel stärken: Einmal pro Tag den Schließmuskel 30-mal im 3-Sekunden-Takt zusammenpressen und wieder entspannen.
- wenig Kuchen und Süßigkeiten essen
- regelmäßige Bewegung
- sich Zeit nehmen für den Stuhlgang, dabei nicht unnötig pressen
- Für einen gut geformten Stuhl sorgen – nicht zu fest, nicht zu breiig

4.1.6 Mangelerscheinungen im Mineralstoffhaushalt

(Eisen, Selen, Magnesium, Zink, Jod, Kalium, Schwefel, Mangan, Molybdän, Kupfer)

Für Wachstum und Reifung sowie zur Fortpflanzung ist der menschliche Organismus auf verschiedene Elemente angewiesen. Dabei muss unterschieden werden in Elemente, die in großer Menge im Körper vorkommen, und den Spurenelementen. Physiologisch wichtig sind aus der ersten Gruppe die Elemente Natrium, Kalium, Calcium, Eisen und Jod.

Spurenelemente werden diejenigen Elemente genannt, deren Anteil an der Körpermasse kleiner als 0,01 % ist und deren Entzug zu Mangelerscheinungen führt, die durch Zuführung umkehrbar sind. Viele dieser Elemente wirken in höheren Dosen gesundheitsschädlich. Als Spurenelemente sicher identifiziert wurden Aluminium, Brom, Chrom, Kupfer, Mangan, Molybdän und Zink. Als weitere Elemente mit möglicher biochemischer Bedeutung werden angesehen: Cobalt, Fluor, Silizium, Vanadium, Nickel, Cadmium und Zinn. Es gibt derzeit Hinweise, dass auch die in höheren Dosen sehr giftigen Metalle Arsen und Blei als Spurenelemente eine Bedeutung haben könnten, allerdings ist das noch nicht endgültig bewiesen.

Spurenelemente sind, soweit es sich um Metalle handelt, im Stoffwechsel ganz überwiegend wichtige Bestandteile von Enzymen und stellen in diesen meist einen Bestandteil des aktiven Zentrums eines Enzyms dar. Enzyme sind Proteine und haben die Funktion von Biokatalysatoren, die spezifische biochemische Reaktionen umsetzen. Dazu gehört das Aufspalten der Nahrung in ihre kleinsten Bestandteile, damit diese für den Körper in einer verwertbaren Form vorliegen. In dieser Rolle können sie in aller Regel nicht ersetzt werden. Beispiele für Metalle in Enzymen sind Eisen im Hämoglobin und in den Cytochromen, Kupfer in einer Reihe von Oxidasen, Zink in der Carboanhydrase und Carboxypeptidase. Vielfach sind jedoch die genaue Funktion und der Wirkort essenzieller Elemente noch unbekannt. Das gilt zum Beispiel für Chrom, das im sogenannten *Glucosetoleranzfaktor* vorkommt und eine die Insulinwirkung verstärkende Eigenschaft hat. Tabelle 7 fasst die Elemente und ihre biochemische Bedeutung zusammen:

Element	Verbindung, in dem das Element aktiv ist	Tagesbedarf (in mg)
Eisen	Hämoglobin, Myoglobin Cytochrom, Katalase-Peroxidase Flavoproteide	0,5 bis 5
Zink	Carboanhydrase Carboxypeptidase Alkoholdehydrogenase Phosphoglycerinaldehyd-Dehydrogenase Glutamatdehydrogenase Lactatdehydrogenase DNS-Polymerase RNS-Polymerase (?)	0,4 bis 6
Kupfer	Cytochromoxidase Diphenyloxidase Aminoxidasen Tyrosinhydroxylase Uricase Superoxiddismutase (Cuprein) Flavoproteide Ferroxidase	1 bis 2,5
Mangan	Peptidasen Arginase Glutaminsynthetase Pyruvatcarboxylase Isocitratdehydrogenase Glycosyltransferasen Adenosintriphosphat (ATP)	2 bis 5
Iod	Schilddrüsenhormone T3 und T4	0,1 bis 0,2

Molybdän	Aldehydoxidase Xanthinoxidase Sulfitoxidase	ca. 0,4
Cobalt	Corrinoide (Cobalamin) Glycylglycin-Dipeptidase ß-Hydroxybutyrat-Dehydrogenase	<0,005
Chrom	Trypsin (?) Renin (?) Glucosetoleranzfaktor (Zusammensetzung?)	<0,005
Selen	Glutathion-Peroxidase	0,05 bis 0,1 (?) mg

Tabelle 7: (Spuren-)Elemente und ihr Vorkommen in Enzymen und biochemisch bedeutenden Verbindungen. (?) bedeutet: Die Funktion des Spurenelements wird bei diesem Enzym noch diskutiert.

In der russischen Volksmedizin wird Mumijo bei vermuteten Mangelerscheinungen prophylaktisch eingenommen. Dass diese Gabe zur Substitution sinnvoll ist, zeigt die Zusammensetzung von Mumijo sehr deutlich. Aufgrund der langen Lagerzeit von Mumijo in verschiedenen geologischen Formationen kommt es zu einer merklichen Extraktion verschiedener mineralischer Wirkstoffe aus dem Trägergestein. Das Kapitel 3.1 „Mineralische Verbindungen“ listet die gefundenen Elemente in Tabelle 1 auf (Seite 45–46). Im Grunde findet man fast alle Elemente des chemischen Periodensystems, sieht man einmal von den seltenen Erden ab.

Interessant ist auf jeden Fall das Vorkommen seltener Elemente wie zum Beispiel Strontium, dessen Wirkungen oben bereits besprochen wurden (Seite 65 ff.).

Die Wirkungen in der Übersicht

Eisen

Im menschlichen Körper sind etwa 5 g Eisen enthalten. Die größte Menge ist im rotem Blutfarbstoff (Hämoglobin) und im Muskelfarbstoff (Myoglobin) enthalten.

Eisen ist wesentliches Element für die Abläufe von Oxidations- und Reduktionsvorgängen in der Zelle, sowie zentraler Faktor in den Sauerstofftransportprozessen höherer Lebewesen. Das heißt, es ist beteiligt am Transport von Sauerstoff und am Abtransport von Kohlendioxid in die Lunge, bevor es als Gas ausgeatmet wird.

Eisen ist aber auch an anderen Stoffwechselvorgängen beteiligt, wie zum Beispiel an Immunreaktionen. Der Körper hält sich immer einen gewissen Vorrat an Eisen, der bei Bedarf zur Verfügung steht.

Der tägliche Bedarf ist nicht genau festzulegen und schwankt zwischen den einzelnen Autoren stark. Im Allgemeinen liegt der Wert zwischen 0,5 und 5 mg, wobei die stark schwankende Aufnahme und Bioverfügbarkeit berücksichtigt werden muss. Besonders Schwangere sind auf eine erhöhte Zufuhr von Eisen angewiesen.

Ursachen für einen Eisenmangel sind meist in der Ernährungsweise zu suchen oder auf starke Blutverluste zurückzuführen. Durch starke Menstruationsblutungen, Verletzungen oder Aufnahmestörungen gehen größere Mengen an Eisen verloren. Mangelsymptome sind Müdigkeit, Kopfschmerzen, Schwäche, Reizbarkeit, Schwindel, Herzklopfen, Atemnot, Zungenbrennen, Verstopfung, brüchige Nägel.

Jod

Jod ist allgemein bekannt als chemisches Element, das fast ausschließlich in der Schilddrüse vorkommt und dort eine wichtige Funktion im Schilddrüsenhormon T4 (Thyroxin) hat. Die Schilddrüsenhormone sind maßgeblich beteiligt an der Regulierung der Verbrennungsprozesse im Zellstoffwechsel und können so das Tempo der Energiegewinnung steuern.

Die deutschen Gesundheitsbehörden haben auf der Basis der Daten der Deutschen Gesellschaft für Ernährungswissenschaft **(DGE) Deutschland** zu einem Jodmangelgebiet erklärt, das heißt, die Versorgung der Bevölkerung mit Jod ist dort nicht sichergestellt. Eine Zuführung von Jod wird dringend empfohlen.

Die tägliche Jodaufnahme eines Erwachsenen sollte bei etwa 150 µg liegen. Die Folgen eines Jodmangels sind von alters her bekannt: Schilddrüsenvergrößerung und damit einhergehende Kropfbildung. Langfristiger Jodmangel führt zu geistigen Ausfallerscheinungen, die allerdings eher selten sind. Der Jodmangel ist in Deutschland geografisch unterschiedlich und nach Süden hin höher. Bereits in den 1930er-Jahren gab es eine „Kropflandkarte“, die eindeutig belegte, dass in Süddeutschland die Jodmangelstruma erheblich häufiger vorkam als in Niedersachsen. Daraufhin wurde mit der breiten Gabe von jodiertem Speisesalz eine deutliche Verbesserung der Jodversorgung erreicht.

Ein Wort zu Jod und Mumijo:
Mumijo enthält als natürlichen Bestandteil Jod mineralisch gebundener Form. Diese Menge ist sehr gering. Einige Hersteller ergänzen dieses bereits vorhandene Jod um eine Menge, die der empfohlenen Verzehrmenge entspricht, also maximal 150 µg/Tag. Der Arbeitskreis Jodmangel e. V. (www.jodmangel.de) sagt dazu: *„Es gibt keine Schilddrüsenerkrankung, bei der es notwendig ist, vollständig auf Jod zu verzichten. (...) Lediglich auf eine erhöhte Jodzufuhr von über 300 µg/Tag sollte (...) verzichtet werden."* Diese Aussage bezieht sich auf Hashimoto oder bei Schilddrüsen-OP. Im Durchschnitt nimmt der Mensch in unseren Breiten etwa 120 µg Jod durch die Nahrung auf. Mit jodangereichertem Mumijo erreicht man bei Einhaltung der empfohlenen Dosierung die 300 µg nicht, ist also auf der sicheren Seite.

Kalium

Kalium ist ein wichtiges Element in der Zelle. Es sorgt für eine ausgeglichene Ladungsbilanz in den feinsten Regulierungsmechanismen in der Zelle, ist eines der hauptbeteiligten Ionen im Wasserhaushalt des Körpers sowie beteiligt an der elektrischen Stabilisierung der Zellmembran und des Säure-Basen-Haushalts. Kalium stabilisiert die Nerven- und Muskelfunktion und spielt bei vielen grundlegenden biochemischen Prozessen eine Rolle, beispielsweise im Citratzyklus, im Glycogen- und im Proteinstoffwechsel. 98 % des Kaliums befindet sich in der Zelle, nur 2 % außerhalb. Durch aktive Transportmechanismen werden Kaliumionen in die Zelle transportiert und Natriumionen hinaus. Mithilfe dieses Transportmechanismus und der entgegenwirkenden

Diffusionskräfte werden die elektrochemischen Funktionen der Zelle gesteuert und die notwendigen elektrischen Spannungen aufrechterhalten. Die 2 % Kaliumionen, die sich außerhalb der Zellen befinden, sind der bedeutsame Teil, da darüber der gesamte Kaliumhaushalt geregelt wird. Bei Überschuss wird Kalium in die Zelle gepumpt, bei einem Defizit aus der Zelle in den außerhalb der Zelle liegenden Raum. Kalium hat außerdem bei der Entwicklung der Herzinsuffizienz als Messgröße eine Bedeutung.

Der menschliche wie der tierische Organismus sind gegen Kaliumverluste schlecht geschützt. Mangelerscheinungen kommen durchaus häufiger vor, zum Beispiel bei bestimmten Nierenerkrankungen wie chronischer tubulärer Nierenschädigung, Nephritis, Nephrosklerose. Des Weiteren kommt Kaliummangel vor bei starkem oder chronischem Durchfall, Laxantienmissbrauch (Abführmittel) und Anorexie (Magersucht). Unter langdauernder Corticoid- oder Aldosterontherapie tritt ein Mangel ebenso auf wie bei hormonellen Störungen, etwa in den Wechseljahren. Die häufigsten Ursachen sind jedoch Verluste durch den Magen-Darm-Kanal, wie sie bei diarrhoischen Prozessen der unterschiedlichsten Arten auftreten. Die Symptome eines Kaliummangels sind unscharf. Sie äußern sich in Muskelschwäche, Übelkeit, Veränderungen der Herztätigkeit und im Absinken des Blutdrucks.

Der tägliche Bedarf liegt bei mindestens 0,5 bis etwa 6 g.

Cobalt

Die größte Bedeutung kommt dem Cobalt als Bestandteil von Vitamin zu. So ist Cobalt beteiligt an den Wirkungen dieses Vitamins im Körper, etwa bei der Bildung der roten Blutkörperchen. Ob dieses Spurenelement auch noch außerhalb der Vitamin-B12-Wirkungen eine andere physiologische Bedeutung hat, ist zurzeit noch nicht endgültig geklärt. Wie andere zweiwertige Metallsalze (Mangan, Magnesium, Zink, Kupfer) kann Cobalt eine Rolle bei der Aktivierung von Enzymen spielen. Ein Mangel ist jedoch selten. Der genaue Bedarf an Cobalt ist nicht exakt festzulegen. Er ist in unseren Breiten auf fünf bis zehn µg pro Tag festgelegt. Die Hauptaufnahme sollte als Vitamin B12 erfolgen. Dieses für den Körper sehr wichtige Vitamin wird nur durch tierische Nahrungsmittel aufgenommen. Rein pflanzliche Nahrung enthält kein Vitamin B12. Hier liegt eine Schwachstelle in der rein vegetarischen Ernährung. Für Vegetarier besteht allerdings die Möglichkeit, Defizite beispielsweise mittels Hefe auszugleichen.

Kupfer

Kupfer spielt eine Rolle bei Elektronenübertragungsprozessen in der Zellmembran und den Mitochondrien, den „Kraftwerken" der Zellen. Außerdem ist es (neben Eisen) an der Bildung der roten Blutzellen (Erythrocyten) maßgeblich beteiligt. Stärker noch als auf die Bildung wirkt Kupfer auf deren Reifung. Das in den menschlichen Erythrocyten enthaltene Protein Hämocuprein enthält größere Mengen Kupfer.

Eine Reihe von kupferabhängigen Enzymen konnte nachgewiesen werden, genannt werden sollen hier: Cytochromoxidase, Tyrosinase, Uricase, Ascorbinsäureoxidase, Monoaminooxidase und die Phenoloxidase. Der interessierte Leser sei verwiesen an Publikationen des Deutschen Kupferinstitutes, das bereits zu Beginn der 1970er-Jahre mit wissenschaftlichen Veröffentlichungen zum Thema in Erscheinung trat. Das Problem der Aufnahme in den Körper ist ähnlich wie bei Eisen: Die Menge der Magensalzsäure und der Füllungsgrad spielen eine gewisse Rolle. Der Kupferstoffwechsel wird im menschlichen Körper von der Leber geregelt.

Der menschliche Körper enthält um 100 mg Gesamtkupfer, das vornehmlich an Proteine gebunden ist.

Ein Kupfermangel bedeutet in logischer Konsequenz eine Störung der Blutneubildung sowie Veränderungen im Blutbild. Zum Tragen kommt ein Kupfermangel einerseits bei einer Aufnahmestörung, andererseits beispielsweise bei sehr einseitiger Ernährung mit hochverarbeiteten Lebensmitteln (wie Fast Food) oder bei künstlicher Ernährung. Man darf allerdings die aufzunehmende Kupfermenge nicht zu hoch treiben, da zu hohe Kupfermengen die Darmflora schädigen und auch schleimhautirritierend wirken. Eine schonende Zubereitung der Nahrung ist der beste Weg, den Kupfergehalt der Lebensmittel zu erhalten. Empfohlen wird die Zufuhr von 2–4 mg pro Tag.

Magnesium

Magnesium kommt im ganzen Körper vor, wobei die Gesamtmenge etwa 30 g beträgt. Zu 99 % kommt es in der Zelle vor. Magnesium hat sehr vielfältige Aufgaben:

Es ist wie Calcium am Aufbau von Knochen und Zähnen beteiligt. Außerdem ist es unerlässlich für die Aktivität einer Vielzahl von Enzymen. Eine wichtige Rolle spielt es im Kohlenhydrat- und Proteinstoffwechsel des Körpers. Auch in den Fettstoffwechsel greift es durch die Stimulierung verschiedener fettspaltender Enzyme ein. Große Bedeutung kommt dem Magnesium im Nervensystem zu. Es dämpft dort die Erregbarkeit zwischen Nerven und Muskeln. Während Calcium den Cholesterinspiegel erhöht, senkt ihn Magnesium.

Am Tierversuch mit Ratten konnte eine Störung des Immunsystems bei Magnesiummangel beobachtet werden. Magnesium ist nach der Auflistung einiger Wissenschaftler an mindestens 300 Enzymreaktionen[43] beteiligt.

In vollwertigen Getreideprodukten, Nüssen, Kakao und Milchprodukten sind größere Mengen Magnesium enthalten. Die Aufnahme in den Körper wird durch Vitamin D, ein körpereigenes Vitamin der Nebenschilddrüse, wesentlich verbessert.

Die Zufuhrempfehlung der Deutschen Gesellschaft für Ernährung (DGE) liegt bei 300–350 mg pro Tag. Bedacht werden sollte, dass bei erhöhter Magnesiumzufuhr auch die Calciumzufuhr erhöht werden sollte, da die beiden Elemente miteinander konkurrieren.

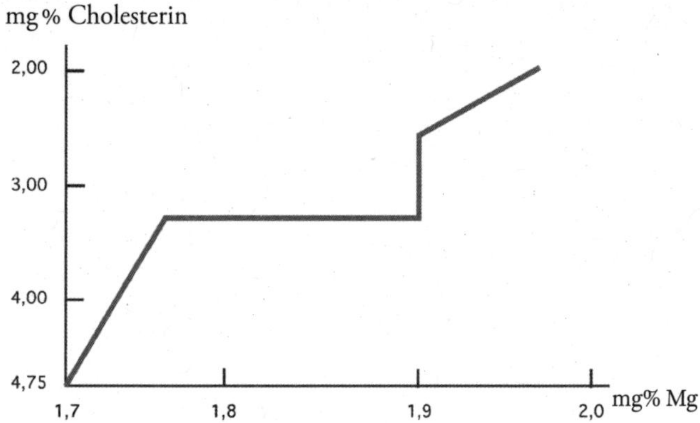

Abbildung 18: Magnesiumspiegel gegen Cholesterin

Molybdän

Molybdän ist ein relativ wenig erforschtes Spurenelement. Als Bestandteil verschiedener Enzyme gehört es zu den lebensnotwendigen Nahrungsfaktoren. Dessen ungeachtet findet man in der Literatur nur wenig Angaben zu diesem Element, die notwendige Aufnahme pro Tag ist unter den einzelnen Forschungskreisen umstritten, die Empfehlungen schwanken zwischen 50 und 400 µg. Eine Bedeutung hat Molybdän bei der Speicherung von Fluor und wirkt so mit bei der Vorbeugung gegen Karies. Als Cofaktor des Enzyms Xanthinoxidase hat das Molybdän eine wichtige biochemische Funktion.

Mangan

Mangan ist im menschlichen Organismus für den Kohlenhydratstoffwechsel und eine Reihe anderer biochemischer

Prozesse unentbehrlich. Eine wesentliche Rolle kommt ihm bei der Entwicklung des Skelettes, des Knorpels und der Keimdrüsen zu. Als Gegenspieler des Vanadiums, das einen hemmenden Effekt auf die Cholesterinsynthese ausübt, greift es in den Cholesterinstoffwechsel des Körpers ein. Auch am Eisen- und am Kupferstoffwechsel ist Mangan beteiligt.

Die Gesamtmenge an Mangan im Körper wird mit etwa 40 mg angegeben. Vorhandene Angaben über die tägliche Einnahme von Mangan schwanken für Erwachsene von 0,9–7 mg pro Tag. Lebensmittel pflanzlicher Herkunft enthalten größere Mengen an Mangan.

Eine unzureichende Manganzufuhr bedingt schwere Ausfallerscheinungen, wie sie an Tieren beobachtet werden können. Zu den Hauptmangelsymptomen zählen Skelettveränderungen, Lähmungen, Bewegungsstörungen, neurologische Störungen, Sterilität und reduzierte Glucosetoleranz. Daneben findet man eine verminderte Aktivität der Enzyme, die Mangan als Cofaktor enthalten. Allerdings ließen sich Anzeichen, dass bei üblicher Kost der Manganbedarf des Menschen nicht gedeckt wird, bisher nicht beobachten. Es kann auch hier mit gewissen synergistischen Effekten einzelner Elemente gerechnet werden, so dass trotz einer geringeren Einnahme keine Mangelerscheinungen zu beobachten sind.

Schwefel

Schwefel ist eines der vielseitigsten chemischen Elemente aufgrund seiner Besonderheit, sehr viele unterschiedliche chemische Bindungen und Reaktionen eingehen zu können. Es ist wichtiger Bestandteil verschiedener Aminosäuren und daher als chemisches Element von herausragender Bedeutung. Bestimmte Oxidationsstufen des Schwefels vermögen sogenannte Disulfid-Brücken zu bilden, und diese beeinflussen aufgrund ihrer vernetzenden Wirkung die Wirkung verschiedener körpereigener Stoffe (wie Insulin oder Plasminogen/Plasmin). Es spielt auch eine Rolle in der Knorpelsubstanz (als Chondroitinsulfat).

Die Aufnahme in den Körper findet meist über schwefelhaltige Aminosäuren statt, aber auch über schwefelhaltige Produkte wie Konservierungsstoffe, Vitamine (B1) oder Senföle (Knoblauch, Zwiebel). Schwefelmangel führt zu Wachstumsstörungen der Haare und Nägel, bei Arthrosen wird ebenfalls u. a. ein Schwefelmangel diskutiert – hier wird sicher in den nächsten Jahren einiges an Fortschritten zu erwarten sein, da in der Öffentlichkeit großes Interesse an der Aufklärung dieses Krankheitsverlaufes besteht.

In Mumijo liegt der Schwefel in fast allen natürlich vorkommenden Oxidationsstufen vor; die Hauptformen sind Sulfat sowie chemisch gebunden Sulfid in den organischen Komponenten.

Selen

Von besonderer Bedeutung ist die Funktion von Selen als Schutz vor Vergiftungen (Lebernekrose). Der menschliche Körper enthält etwa 10–25 mg Selen. Es hat ein sehr breites Wirkungsspektrum und kann als eine Art „Schutzstoff der Natur“ angesehen werden, vergleichbar dem Vitamin E. Als

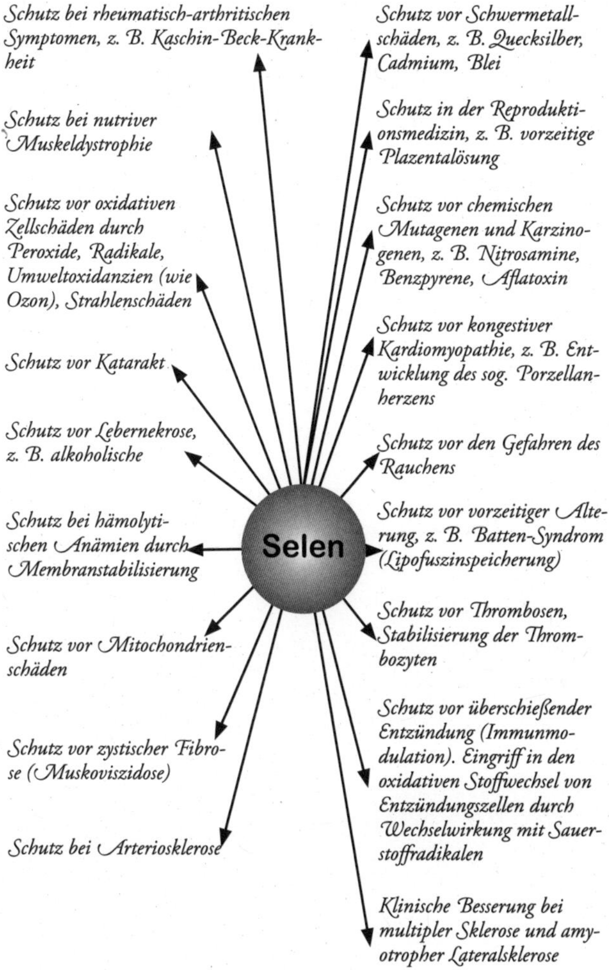
Schutz bei rheumatisch-arthritischen Symptomen, z. B. Kaschin-Beck-Krankheit
Schutz bei nutriver Muskeldystrophie
Schutz vor oxidativen Zellschäden durch Peroxide, Radikale, Umweltoxidanzien (wie Ozon), Strahlenschäden
Schutz vor Katarakt
Schutz vor Lebernekrose, z. B. alkoholische
Schutz bei hämolytischen Anämien durch Membranstabilisierung
Schutz vor Mitochondrienschäden
Schutz vor zystischer Fibrose (Muskoviszidose)
Schutz bei Arteriosklerose
Selen
Schutz vor Schwermetallschäden, z. B. Quecksilber, Cadmium, Blei
Schutz in der Reproduktionsmedizin, z. B. vorzeitige Plazentalösung
Schutz vor chemischen Mutagenen und Karzinogenen, z. B. Nitrosamine, Benzpyrene, Aflatoxin
Schutz vor kongestiver Kardiomyopathie, z. B. Entwicklung des sog. Porzellanherzens
Schutz vor den Gefahren des Rauchens
Schutz vor vorzeitiger Alterung, z. B. Batten-Syndrom (Lipofuszinspeicherung)
Schutz vor Thrombosen, Stabilisierung der Thrombozyten
Schutz vor überschießender Entzündung (Immunmodulation). Eingriff in den oxidativen Stoffwechsel von Entzündungszellen durch Wechselwirkung mit Sauerstoffradikalen
Klinische Besserung bei multipler Sklerose und amyotropher Lateralsklerose

Abbildung 19: Schutzwirkungen von Selen

allgemein gesichert anzusehen sind die Anwendungen zur Vorbeugung bei Herzinfarkt, Angina pectoris, bei Erkrankungen des rheumatisch-arthritischen Formekreises, bei Störungen der Fortpflanzungsfähigkeit und geschwächter Immunleistung.

Selen scheint in Kombination mit Vitamin E Einfluss auf die Antikörperbildung zu haben, am Tierversuch mit Kaninchen konnte dies belegt werden. Die immunologische Abwehr wird durch Selen aktiviert. Die Aktivierung der granulocytären Phagocytose und der Makrophagen (Fresszellen) spielt hier eine Rolle.

Selen ist als Selencystein Cofaktor der Gluthathionperoxidase, eines Enzyms, das als Radikalfänger unter anderem Reaktionen zum Abbau von Sauerstoffradikalen fördert. Es wirkt außerdem bei Schwermetallbelastungen – es kann die Menge an giftigen Schwermetallen erheblich reduzieren.

Interessant ist übrigens, dass die Menge an Selen bei gleichzeitiger Anwesenheit von Vitamin E erheblich niedriger dosiert werden kann. Es scheint hier ein synergistischer Effekt vorzuliegen. Der tägliche Bedarf wird mit etwa 0,05–0,1 mg angegeben.

Strontium

Die Wirkungen von Strontium wurden bereits im Kapitel „Frakturen“ beschrieben (Seite 65 ff.).

Zink

In den letzten Jahren ist deutlich geworden, dass ein enger Zusammenhang zwischen dem Element Zink und dem Immunsystem besteht. Zinkmangelzustände sind häufig vergesellschaftet mit einer gestörten Immunfunktion. Beobachtet werden konnte eine sich erheblich verschlechternde Immunabwehr bei alternden Menschen. Tierversuche und Beobachtungen an künstlich ernährten Menschen haben gezeigt, dass ein selektiver Zinkmangel die Größe und die Funktion der Thymusdrüse vermindert sowie T-Zellen-abhängige Immunantworten beeinträchtigt. Diese gestörte Immunfunktion lässt sich sehr oft durch Zinksubstitution beseitigen. Im Laborversuch haben niedrige Zinkkonzentrationen stimulierenden Einfluss auf unterschiedliche funktionelle Parameter von Immunzellen, höhere Zinkkonzentrationen sind für diese Zellpopulationen giftig.

Die Zahl der angegebenen Enzymwirkungen schwankt in der Literatur stark. Wie bei Magnesium funktionieren etwa 300 Enzymreaktionen unter Beteiligung von Zink. Damit nimmt es eine wichtige Rolle in der zellulären und humoralen Immunität ein. Dabei erfüllt es bei der spezifischen Immunantwort und bei unspezifischen Immunmechanismen spezielle Aufgaben, die von keinem anderen Spurenelement übernommen werden können und ihm dadurch einen gewissen Ausschließlichkeitscharakter verleihen.

Die Wirkung des Zinks auf die Wundheilung bei äußerlicher Applikation ist lange bekannt, Zinksalbe ein seit Jahrzehnten bewährtes Mittel in der Kinder- und Altenpflege. In einigen Lehrbüchern werden Studien zitiert,[102] die z. B. bei atopischem Ekzem und bei verschieden Varianten des Haarausfalls (Alopecia) unter anderem einen erniedrigten Zinkserumspiegel feststellen konnten; durch Zinkgabe konnte eine Verbesserung des klinischen Bildes erreicht werden. Bei genetisch bedingtem Haarausfall bei Männern ist Zink allerdings wirkungslos.

Eine weitere bedeutende Wirkung hat Zink bei der Zeugungsunfähigkeit. Der interessierte Leser sei hier auf den Abschnitt „Potenzschwäche" verwiesen (Seite 105).

Klinisch ist Zinkmangel an Veränderungen der Nägel, Läsionen der Schleimhäute, verminderter Wundheilung, erhöhter Infektionsneigung und bestimmten psychischen Veränderungen wie Apathie oder Lethargie zu erkennen.

In der Schwangerschaft kommt es ebenfalls relativ häufig zu einer Unterversorgung mit Zink. Erstmalig in der Schwangerschaft auftretende Hauterscheinungen sind oft auf einen Zinkmangel zurückzuführen und durch Gabe von Zink reversibel.

4.1.7 Bronchialerkrankungen

Die in Mumijo enthaltene, bereits weiter oben beschriebene Benzoesäure (Seite 78) hat auch eine Wirkung auf den Bronchialbaum. Neben der spasmolytischen (krampflösenden) Wirkung im Magen-Darm-Trakt wirkt sie auch antiasthmatisch. Allerdings darf diese Wirkung nicht überschätzt werden, und keinesfalls darf eine Therapie mit Corticoiden oder Betablockern zugunsten von Mumijo abgebrochen werden. Aber als ergänzende Hilfe hat Mumijo durch seine Doppelwirkung der Schleimlösung, die über eine Reizung der Nervenbahnen des Magens zustande kommt, eine Daseinsberechtigung. Die indische Medizin setzt Mumijo genau für diesen Indikationsbereich ein, wie auch bei akuter und chronischer Bronchitis. Bei Lungentuberkulose wurde es vor etwa 40 Jahren erprobt, ebenso wie bei der symptomatischen Schmerzbehandlung der Arthritis, da die lokalanästhetische Wirkung der Benzoesäure, deren etwa 1000 Ester bis 1951 auf pharmakologische Wirksamkeit untersucht wurden, nicht die Wirkung ihrer nahen chemischen Verwandten, der Lokalanästhetika des Paraaminobenzoesäure-Typs (1), erreichte und weil bereits seit Anfang des Jahrhunderts eine breitere Palette der ebenfalls chemisch sehr nahe verwandten Salicylsäurederivate (2), wie zum Beispiel *Aspirin* (3), zur Verfügung stand (siehe Abbildung 20).

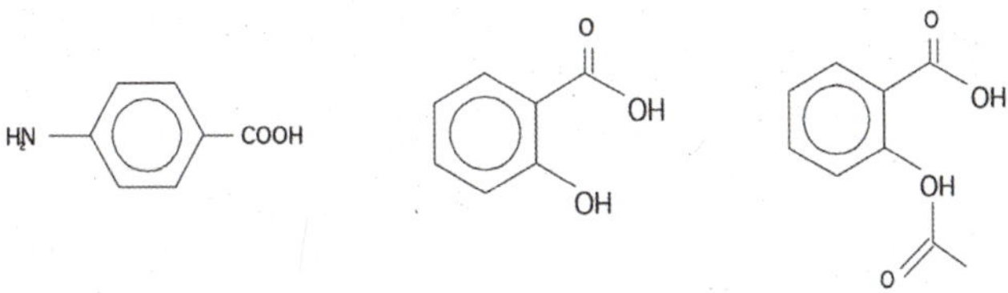

(1) (2) (3)

Abbildung 20: p-Amino-Benzoesäure (1), Salicylsäure (2), Acetylsalicylsäure (Aspirin) (3)

4.1.8 Potenzschwäche

Der Begriff „Potenzschwäche" ist umgangssprachlich ein allgemeiner Sammelbegriff für die begrenzte Fähigkeit des Mannes zum Geschlechtsverkehr. Gemeint ist damit einerseits die medizinisch so bezeichnete „erektile Dysfunktion". Dieses Problem kann verschiedene Ursachen haben.

Eine nicht richtig funktionierende Erektion kann seelische Ursachen haben, immer mehr stellt sich jedoch heraus, dass dies nicht ganz zutreffend ist. Es liegt sehr oft zuerst eine organische Ursache vor, die anschließend durch die seelische Belastung, „nicht mehr zu können", zu einem sich selbst erhaltenden Angstkreislauf wird.

Ausgenommen davon sind natürlich kurzfristig auftretende Störungen wie nach starkem Alkoholgenuss, bei extremer seelischer Beanspruchung wie Stress und anderen Anspannungen.

Bekannt ist das Problem der erektilen Dysfunktion im Verlauf einer Diabeteserkrankung, in manchen Fällen des Bluthochdrucks oder bei Erkrankungen des Zentralnervensystems.

Mittlerweile entdecken Mediziner immer häufiger einen Zusammenhang von gewissen Fehlsteuerungen, zum Beispiel bei Hormonen und Botenstoffen, die selbst wiederum aufgrund eines Mangels an „Baumaterial" nicht gebildet werden können, sowie der Ernährung.

Unterscheiden muss man davon den zweiten Fall der Potenzschwäche, die Impotenz. Diese liegt vor, wenn die Fähigkeit zum Geschlechtsverkehr voll vorhanden ist, die Spermien jedoch minderwertig sind und es zu keiner Schwangerschaft kommt – das bedeutet also Zeugungsunfähigkeit.

Auch hier stellt man immer häufiger einen Zusammenhang mit Mangelerscheinungen aus dem Mineralbereich fest. Interessant in diesem Zusammenhang ist auch eine iranische

Studie aus dem Jahr 2020, die sich allgemein mit Ernährungsgewohnheiten iranischer Männer und deren Einfluss auf die Fruchtbarkeit beschäftigte.[108] Deutlich zu sehen ist eine signifikant höhere Fruchtbarkeit bei den Männern, die sich traditionell ernährten, was vergleichbar ist mit unserer Bio-Ernährungsweise. Das hier enthaltene höhere Angebot an Mikronährstoffen hat mit Sicherheit eine Bedeutung.

Medizinisch spricht man von Oligospermie, wenn weniger Spermien vorhanden sind, und von einer Aspermie, wenn überhaupt keine Spermien vorhanden sind. Letzteres ist (abgesehen von einem gewollten chirurgischen Eingriff) allerdings äußerst selten.

Mangelnde Zeugungsfähigkeit steht sehr häufig im Zusammenhang mit der Hormonbildung, insbesondere der Bildung des männlichen Hormons Testosteron.

Eine der notwendigen Faktoren für die Hormonbildung ist das Metall Zink. Beim Mann bewirkt ein Zinkmangel eine geringere Ausschüttung des Hormons Gonadotropin, das unter anderem die Testosteronbildung steuert. Zu wenig Zink bedingt weniger Testosteron.

Zink ist für den Proteinaufbau unentbehrlich, des Weitern spielt es in der Zellteilung eine bedeutende Rolle. Unterversorgung bedeutet, dass die Zellteilung nicht im biologisch normalen Maße erfolgen kann. Besonders betroffen davon sind Zellen mit einer hohen Zellteilungsrate, wie es zum Beispiel bei den Spermien der Fall ist.

Nebenbei bemerkt: Auch sexuell sehr aktive Männer sollten sich um ihre Zinkversorgung Gedanken machen, denn mit jedem Ejakulat gehen etwa 2 mg Zink pro ml verloren.

Wie hilft Mumijo bei mangelnder Zeugungsfähigkeit?
Indische Wissenschaftler der Universität Westbengalen veröffentlichten 2015 eine Studie,[103] die belegt, dass der Testosteronspiegel bei freiwilligen Probanden im Alter von 45 bis 55 Jahren bei einer Gabe von 2-mal täglich 250 mg Mumijo über 90 Tage die Menge an Gesamttestosteron signifikant erhöht hat. Diese Ergebnisse decken sich mit Erkenntnissen, die aus Tierversuchen mit Mäusen gewonnen wurden.[104] In dieser Studie konnte nachgewiesen werden, dass der Testosteronspiegel dosisabhängig steigt, ebenso die Spermienproduktion, ihre Qualität und Konzentration sowie die Libido und der männliche Fertilitätsindex. Ein interessanter Nebeneffekt war, dass die laborexperimentiell herbeigeführte Unfruchtbarkeit mit Cadmium unter Mumijo nicht nur reversibel wurde, sondern offensichtlich haben die Huminstoffe in Mumijo auch praktisch die theoretisch erwartbare Detox-Wirkung, sodass das Cadmium ausgeleitet wurde.[105] Eine andere Untersuchung am Rattenmodell beschäftigte sich mit der Frage, inwieweit die volksmedizinische Anwendung der Behandlung mit Mumijo als „Fruchtbarkeitsmittel“ substanziell ist.[106] Die Ergebnisse waren für die männlichen Ratten identisch mit den bereits zitierten Studien in Bezug auf Spermienmenge, -konzentration und -qualität. Histologisch wurde eine Zunahme der Menge an samenproduzierendem Gewebe festgestellt.

Neu an dieser Studie ist, dass wahrscheinlich auch die Fruchtbarkeit weiblicher Ratten beeinflusst wird. Bei 7 von 9 Versuchstieren konnte unter 5-tägiger Mumijo-Gabe ein Eisprung angestoßen werden, während dies in der Kontrollgruppe mit Placebo bei nur 3 von 9 Tieren der Fall war. Aufgrund der sehr geringen Anzahl an Versuchstieren ist dies jedoch noch kein Beweis, lediglich eine Auffälligkeit.

Im Jahr 2020 wurde eine Übersichtsarbeit amerikanischer Wissenschaftler veröffentlicht,[107] die sich mit der Frage beschäftigt, ob und wie Werbeaussagen zu Potenzmitteln, die z. B. als „Testosteron-Booster" angepriesen werden, von wissenschaftlichen Veröffentlichungen in einschlägigen Fachmedien gestützt werden oder eher dem Bereich „Produktlyrik" zuzuordnen sind. Es wurden 109 verschiedene Komponenten untersucht, die laut Werbung eine potenzsteigernde Wirkung haben sollen. Nur 27 davon sind in der medizinischen Fachliteratur durch Studien belegt, wiederum nur 17 davon sind in Bezug auf die Datenlage eindeutig. Mumijo ist eine davon.

In der asiatischen medizinischen Literatur gibt es viele Fallbeschreibungen und jahrtausendealte Erfahrungswerte über die Wirkung von Mumijo bei erektiler Dysfunktion und mangelnder Spermaqualität. Man kann also tatsächlich davon ausgehen, dass die volksmedizinische Anwendung als Potenzmittel berechtigt ist, wenn sie auch munter alle Formen mischt und oft nicht unterscheidet zwischen erektiler Dysfunktion, mangelnder Zeugungsfähigkeit, Libidosteigerung und aphrodisierender Wirkung. Inwieweit eine Steigerung der eigenen Libido und der der Partnerin damit verbunden ist, ist fraglich und wissenschaftlich nicht belegt. Sofern eine erektile Dysfunktion oder mangelnde Fertilität aufgrund eines Testosteronmangels vorliegen, sprechen die Studien dafür. Die nicht zu unterschätzende psychische Komponente der erektilen Dysfunktion gehorcht aber einem eigenen Reglement.

Was genau die zu beobachtende Wirkung von Mumijo anstößt, ist nicht wirklich klar und ein weiteres Geheimnis dieser Natursubstanz.

Mumijo enthält Zink. Daneben enthält es auch Eisen, das ebenfalls eine Bedeutung in der männlichen Fortpflanzungsfähigkeit hat.

Die Erforschung der Wichtigkeit von Zink ist zwar noch recht neu und hat als mögliche Erklärung für die zu beobachtende Wirkung von Mumijo noch wenig Eingang in die Literatur gefunden, sonst aber schon das Interesse der Forschung hervorgerufen, wie ein Rückblick auf den Stand der Forschung zeigt.[109] Für eine normale Spermienfunktion und Befruchtung ist eine ausreichende Zinkkonzentration im Samenplasma erforderlich. Ein hoher Gehalt an Zink kann sich jedoch negativ auf die Spermienqualität auswirken. Eine Zinkergänzung sollte als gutes Hilfsmittel für die Verbesserung der Spermaqualität angesehen werden. Allerdings wurde noch nicht nachgewiesen, dass Nahrungsergänzungsmittel die Schwangerschaftsrate beim Menschen verbessern. Insgesamt zeigten die derzeit verfügbaren Daten, wie wichtig Zink für die männliche Fruchtbarkeit ist.

Es muss aber noch weitere Effekte geben, die die Wirkung hervorrufen, denn Zink ist in Mumijo eigentlich nach schulmedizinischen Maßstäben in zu geringem Maße enthalten. Dennoch ist eine Wirkung deutlich zu sehen. Möglicherweise spielen wirkungsverstärkende andere Komponenten eine Rolle, ein Phänomen, das andernorts im Pflanzenreich auch zu beobachten ist. Noch ein Geheimnis, das bis heute nicht geklärt ist.

Zur Verbesserung der Spermaqualität wird in der volksmedizinischen Literatur die Kombination von Mumijo mit Sanddornsaft, Heidelbeersaft oder Möhrensaft beschrieben.

Einnahme:
Einmal täglich morgens 0,3 g auf nüchternen Magen, oder zweimal täglich (morgens nüchtern und abends) 0,3 g. Der Heilerfolg kann verstärkt werden durch die Mischung der oben genannten Komponenten (Frucht- oder Gemüsesaft) mit Eigelb. Laut Literatur verbessert sich die Spermaqualität nach sechs- bis siebentägiger Behandlung. Die Behandlungsdauer sollte 25 bis 28 Tage dauern.

4.1.9 Antiallergische Wirkung

Seit Langem ist die antiallergische Wirkung von Mumijo bekannt. Die Wirkung ist bedingt durch die Stabilisierung von Schleimhäuten und durch die Fulvinsäure-Komponenten 4-Methoxy-6-Carbomethoxybiphenyl und 3,8-Dihydroxypyron, deren Wirkungen auf die Stabilisierung der Mastzellen untersucht wurden.[110] Mumijo und verschiedene Kombinationen seiner Bestandteile unterstützten signifikant den Schutz der Mastzellen vor der Entleerung und der Ausschüttung von Histamin. Dies erklärt die volksmedizinische Verwendung als vorbeugendes Mittel gegen Heuschnupfen.

4.1.10 Antioxidative Wirkungen

Die für die antiallergischen Wirkungen verantwortlichen Komponenten haben Mehrfachwirkungen. Es konnte nachgewiesen werden, dass Mumijo durch diese Stoffe auch eine antioxidative Wirkung bis in die Zellebene hat.[110–113] Durch diese Eigenschaften wirkt es gegen oxidativen Stress.[114, 115]

4.1.11 Anabole, leistungssteigernde, roborierende Wirkung

Mumijo wurde bereits in den 1960er-Jahren als leistungssteigerndes Mittel im Sport und vor allem beim Militär und der Raumfahrt eingesetzt.[116] Die sowjetische Regierung stellte dem nationalen Sportkomitee in Vorbereitung der Olympischen Spiele 1998 für Forschung und Anwendung von Mumijo im Sport 6,5 Millionen US-Dollar zur Verfügung.[121] Russische Sondereinheiten wie *Spetnaz* verwendeten es aufgrund seiner roborierenden (stärkenden) Eigenschaften.

Die anabolen Eigenschaften sind jedoch nicht vergleichbar mit denen von Hormonen; sie führen aber zu 10 % mehr Muskelmasse,[121] längerer Muskelleistung,[117] erhöhter Toleranz gegenüber Höhenluft und Sauerstoffmangel[118] sowie zu höherer Belastbarkeit in Stresssituationen, ohne dabei die Nebenwirkungen von anabolen Hormonen zu haben. Auch wird von einer verkürzten Erholungsphase berichtet.[121] Mumijo regt den Stoffwechsel auf zellulärer Ebene an.[119] Auch bei chronischer Fatigue konnte im Tiermodell eine Wirkung erzielt werden.[120]

Einnahme:
zweimal täglich (morgens und abends) 0,3 g auf nüchternen Magen über 10 bis 12 Tage. Der Heilerfolg kann verstärkt werden durch die Kombination von Mumijo mit Sanddornsaft, Heidelbeer- oder Möhrensaft plus Eigelb.

4.1.12 Alzheimer und Demenz

Die Alzheimer-Demenz ist eine Hirnerkrankung, die überwiegend bei Menschen über 65 auftritt und gekennzeichnet ist durch den zunehmenden Verlust mentaler Fähigkeiten. Demenz ist der allgemeine Oberbegriff und als Erscheinung zu verstehen, Alzheimer die Grunderkrankung zum Demenzgeschehen und wohl die häufigste Ursache. Die wissenschaftliche Fachwelt ist sich weitgehend darin einig, dass mindestens 60 % aller Demenzerkrankungen auf der Alzheimer-Krankheit beruhen. Eine Gleichsetzung der Begriffe Alzheimer und Demenz ist also nicht korrekt, denn die beiden Begriffe stehen für Ursache und sich ergebende Wirkung.

Die Alzheimer-Erkrankung ist gekennzeichnet durch die Einlagerung bestimmter verknäuelter Eiweiß-Plaques im Gehirn. Die sogenannten *Tau-Proteine* lagern sich an den Schaltstellen der Nervenleitungen an und können nicht mehr in die Zellen zurück. Dies führt zum Untergang der

Gehirnzellen. Langfristige Folge ist die Abnahme der mentalen Leistungsfähigkeit. Etwa 20 % der 85-Jährigen zeigen die Krankheitssymptome. Die wissenschaftliche Diskussion über das auslösende Moment ist sehr kontrovers. Es gibt Studien, die darauf hindeuten, dass Infektionen Auslöser sein können; im Grunde kommt aber so ziemlich alles infrage, von Umweltgiften über Feinstaub, Ozon oder Prionen bis hin zum Aluminium.

Wie kann Mumijo helfen?

Die Krankheit selbst ist nicht heilbar. Zur Zeit besteht therapeutisch praktisch nur die Möglichkeit, durch Gabe von Arzneimitteln den Verlauf zu verlangsamen, die Merkfähigkeit zu verbessern und die Lebensqualität zu heben. Die Fachwelt ist sich einig, dass die Ernährung eine große Rolle spielt. Zu Mumijo bei Alzheimer sind in den letzten Jahren einige Studien erschienen.[122–127] Hauptsächlich von Interesse sind auch hier die Eigenschaften der Fulvine und der darin enthaltenen Polyphenole, von denen im Tierversuch festgestellt wurde, dass sie z. B. die Merkfähigkeit bei Ratten und Mäusen steigern und die Verknäuelung von Eiweißstoffen verhindern und so einen möglichen Effekt bei der Vorbeugung von Alzheimer haben können. Nachgewiesen wurde die Wirksamkeit von Mumijo im Rattenhirn im Stoffwechsel von neuronalen Botenstoffen und Enzymen,[128] es ist aber zu früh, um daraus konkrete Ansatzmöglichkeiten abzuleiten.[122] Realistischer ist die Annahme, dass die bislang nur ansatzweise erfasste Wirkung von Mumijo auf zellulärer Ebene im Rahmen der roborierenden, antioxidativen Wirkung der Beitrag von Mumijo bei Alzheimer ist, ganz im Sinne der

Klassifikation als *Rasayana* (siehe Seite 116) in der ayurvedischen Medizin.

4.1.13 In der Literatur beschriebene ayurvedische Anwendungen

Die Ayurvedamedizin hat ihren Ursprung in Asien, besonders auf dem indischen Subkontinent. Dass Ayurveda auch in Europa sehr viel Zuspruch fand und findet, hängt sehr maßgeblich mit dem ganzheitlichen Ansatz zusammen. Die Ganzheitlichkeit stellt eine ganz andere Herangehensweise an die Krankheit dar im Verhältnis zur eher mechanistischen Sicht der westlichen Schulmedizin, die die Umstände einer Krankheitsentwicklung zwar zur Kenntnis nimmt, aber nicht in dem Maße würdigt, wie es ihr von der Bedeutung her zukäme. Der Mensch steht beim Ayurveda im Mittelpunkt, nicht „das Herz" oder „die Niere". Mit ihm tritt auch die Unterschiedlichkeit und Einzigartigkeit jedes Menschen in den Vordergrund, die nur schwer standardisierbar ist und ein gehöriges Maß an Empirie beinhaltet, vielleicht vergleichbar mit der Homöopathie. In Indien ist Ayurveda Teil der medizinischen Grundversorgung, dort dauert allein die Grundausbildung fast sechs Jahre und wird an über 300 staatlichen Ausbildungsstätten und Universitäten gelehrt. Daneben gibt es eine selbstverständliche Infrastruktur von Kliniken und Unternehmen, die ayurvedische Produkte herstellen. Die speziell deutschen Vorbehalte gegen dieses 3000 Jahre alte, ganzheitliche Medizinsystem stoßen dort auf allgemeines staunendes Unverständnis.

Eine Vertiefung dieses Medizinsystems würde jedoch den Rahmen dieses Buches sprengen, der interessierte Leser findet entsprechende Publikationen im Verlagssortiment.

Shilajit/Mumijo hat in der der ayurvedischen Medizin den Status eines *Rasayanas*: Das sind Stoffe und Zubereitungen, die das Immunsystem stärken, gegen äußere Einflüsse widerstandsfähiger machen und vor allem helfen, die Jugendlichkeit zu bewahren und Alterungsprozesse umzukehren. Mumijo ist fester Bestandteil als im ayurvedischen Verständnis „harnreinigendes" Therapeutikum bei Harnwegsinfekten, im kardiovaskulären System hat es „auskratzende" Funktion zur Therapie arteriosklerotischer Plaques, gelegentlich auch in Kombination mit Waldhonig. Im Hormonsystem wird es zur Behandlung von Diabetes, bei Schilddrüsenerkrankungen und zur Behandlung der Adipositas eingesetzt.

An dieser Stelle sei darauf hingewiesen, dass es keine Dosisempfehlungen gibt, da dies dem ayurvedischen Verständnis widerspricht, das vor aller Therapie erst einmal den individuellen Menschen erfassen muss, sein Leben, seine Beziehung zu sich und seinem Umfeld, zu seinem Himmel und seiner Erde. Eine Dosisempfehlung auszusprechen würde bedeuten, schulmedizinischem Denken ein ayurvedisches Etikett anzuhängen.

4.1.14 Weitere in der Literatur beschriebene, nicht wissenschaftlich gesicherte Anwendungen

Erkrankungen der oberen Atemwege:
Mumijo wird in Asien bei Erkrankungen der oberen Atemwege wie Rhinitis, Tonsilitis und Laryngitis erfolgreich eingesetzt. Gegen Halsschmerz wird Gurgeln von in Wasser gelöstem Mumijo und Lutschen von Mumijo-Tabletten empfohlen. Hier kommen die schleimhautschützenden und -stabilisierenden sowie die entzündungshemmenden und schleimhautdesinfizierenden Wirkungen von Mumijo zum Tragen.
Üblich ist die Kombination von Tabletten oder Kapseln zur Immunstärkung unter gleichzeitiger örtlicher Anwendung als Gurgellösung, die man sich selbst aus einer Kapsel oder Tablette herstellen kann. Diese Kombination sorgt für ein schnelles Abklingen der Beschwerden.

Einnahme:
Zweimal täglich 0,2 bis 0,3 g Mumijo als Tablette oder Kapsel.
Zusätzlich Mumijo nach Bedarf lutschen und/oder 10 %ig in Wasser lösen (10 g Mumijo plus 90 g Wasser) und gurgeln.

Eiternde Otiden
Eitrige Ohrenentzündungen wie Mittelohrentzündung werden durch Bakterien hervorgerufen, die durch die „Entlüftungsröhren" des Mittelohrs, die sogenannten Eustachischen Röhren, vom Rachenraum her in das Mittelohr eindringen.

Dort finden sie gute Lebensbedingungen vor und können sehr schmerzhafte Entzündungen hervorrufen. Oft kommen Mittelohrentzündungen im Zuge von Erkältungskrankheiten vor, weil die Entlüftungsröhrchen angeschwollen sind und die Entlüftung dann nicht richtig funktioniert.

Eine Erkältungskrankheit führt in aller Regel auch zu einer Schwächung des Abwehrsystems und einer starken Fehlbesetzung der natürlichen Bakterienflora der Schleimhäute. So haben es die Bakterien leicht, Schaden anzurichten.

Wichtiger Hinweis:
Damit durch den Druck hinter dem Ohr am Trommelfell kein Schaden entsteht, ist insbesondere bei Kindern der Gang zum Arzt unerlässlich!

Anwendung:
Als Ohrentropfen: 0,4 g (2 Tabletten oder 2 Kapseln) in 5 ml Wasser auflösen und mehrmals täglich ins Ohr tropfen. Es wird eine Anwendungsdauer von etwa 10 Tagen empfohlen. Zusätzlich soll über einen Zeitraum von 25 Tagen zweimal täglich 0,2–0,3 g Mumijo genommen werden.

Degenerationen der Vaginalschleimhaut und des Gebärmutterhalses
Entzündungen im weiblichen Genitalbereich sind nicht selten. Die Schleimhaut der Gebärmutter ist während der Zeit der Fortpflanzungsfähigkeit einem ständigen Wechsel

in Abhängigkeit von den entsprechenden Hormonen unterworfen.

Nach den Wechseljahren kommt es oft durch den Mangel an Östrogenen zu einer Rückbildung und einem Verkümmern der Schleimhäute. Dieses Verkümmern bezeichnet man als Erosion. Besonders der Gebärmutterhals ist davon betroffen. Es kommt leicht zu Rissbildungen und Narben infolge von Infektionen. Begleitet werden diese Infektionen von Ausfluss.

Wie hilft Mumijo?

Ebenso wie im Kapitel „Magen/Darm" beschrieben (Seite 72), steht hier die Wirkung von Mumijo auf die Schleimhäute im Vordergrund. Entzündungshemmung, Wundheilung, Schleimhautschutz und Schleimhautneubildung sind die Wirkprinzipien.

In Asien sind die bei uns ungebräuchlich gewordenen Spülungen mit Hilfe eines Irrigators (Apotheke) üblich. Hier wird mittels eines Schlauches eine Spüllösung in die Scheide eingebracht und mehrmals täglich angewendet. Besser wäre die Anwendung als Vaginalzäpfchen. Nach Kenntnis des Autors steht in Deutschland jedoch diese Arzneiform nur als Sonderanfertigung aus der Apotheke zur Verfügung.

Es besteht die Möglichkeit, mit Hilfe von in Mumijo getränkten Tampons eine dauerhafte Anwendung zu schaffen oder alternativ Mumijo-D1-Zäpfchen zu nehmen und mit einem warmen Messer zu halbieren.

Anwendung:

Über einen Zeitraum von 14 bis 21 Tagen einmal täglich 0,2 g Mumijo einnehmen.

Zusätzlich mit einer 4 %igen Lösung tamponieren. Innerlicher Gebrauch verkürzt die Anwendungsdauer. Die Behandlung ist idealerweise nachts durchzuführen. Während der Behandlung sollte kein Geschlechtsverkehr erfolgen.

Venenerkrankungen/Thrombophlebitis der tiefen Venen

Venenerkrankungen, und hier vor allem Krampfadern, sind in der Bevölkerung weit verbreitet. Die Ursachen sind sehr vielfältig. Viele Verhaltensweisen unserer modernen Zivilisation fördern die Entwicklung von Venenleiden ganz enorm. Auch hier spielen Bewegungsmangel, Übergewicht, Rauchen, sitzende Lebensweise, aber auch eine erbliche Vorbelastung eine Rolle. Sie bedingen diese Erkrankung nicht, aber sie fördern sie. Venenleiden sind gut behandelbar, wenn man diszipliniert mit dem Problem umgeht. Es gibt „Venenprogramme", die, wenn sie konsequent angewendet werden, das Leiden gut behandelbar machen. Es sei hier auf einschlägige Literatur und entsprechende Ratgeber hingewiesen.

Unser Blutkreislauf ist ein in sich geschlossenes Röhrensystem, das etwa fünf Liter Blut beinhaltet, das vom Herz im Kreis gepumpt wird. Das Blut transportiert Sauerstoff und Nährstoffe zu den Zellen und nimmt auf dem Rückweg Abfallstoffe und Kohlendioxid mit.

Von der rechten Herzhälfte wird es in die Lungen gepumpt, gibt das Kohlendioxid ab und gelangt von der linken Herzhälfte, nun wieder mit Sauerstoff beladen, in den sogenannten großen Kreislauf zurück.

Wenn der Mensch aufrecht steht, muss das Blut auf dem Rückweg von den Beinen bis zum Herzen „bergauf" gepumpt werden, das heißt, gegen die Schwerkraft. Die Blutgefäße, die für den Rücktransportkreislauf zuständig sind, heißen Venen. Die Venen fassen etwa 80 % des Blutvolumens und stellen eine Art Vorratsspeicher dar.

Venen sind dünnwandige Gefäße, die von einer mehr oder weniger starken Muskulatur umgeben sind. Eine Besonderheit sind die Venenklappen, die wie Rückschlagventile funktionieren. Das bedeutet, dass das Blut immer nur in einer Richtung fließen kann, vergleichbar mit einem Fahrradventil. So kann es nicht nach Ende der Pumpbewegung des Herzens „zurückfallen" und sich an der tiefsten Stelle sammeln.

Die weitaus wichtigere Funktion im venösen Rücktransport des Blutes zum Herz haben die Arterien (Schlagadern) und die Muskeln. Durch die Ausdehnung der Arterie beim Pulsschlag wird die daneben liegende Vene zusammengedrückt und das in ihr befindliche Blut nach vorne transportiert. Auch durch Muskelarbeit wird die im oder am Muskel anliegende Vene zusammengedrückt und das Blut auf diese Art weitergetrieben.

Wie oben bereits erwähnt, müssen die Venen das Blut gegen die Schwerkraft transportieren. Auf den Adern lastet ein hoher Druck. Es ist deshalb leicht einzusehen, dass Venen besonders anfällig sind für Staubeschwerden, insbesondere, wenn die Klappen keine vollständige Funktion mehr haben. Hier kommt es dann zu weiteren Komplikationen, wie z. B. Thrombosen.

	%	Liter
Arterielles System	15	0,8
große Arterien	6	0,3
kleine Arterien	9	0,5
Niederdrucksystem	85	4,6
Kapillaren (Körperkreislauf)	6	0,3
Venen (Körperkreislauf)	61	3,3
Lungenkreislauf	11	0,4
Herzhöhlen (Diastole)	7	0,4
	100	**5,4**

Tabelle 8: Verteilung des Blutvolumens auf die verschiedenen Kreislaufabschnitte

Thrombosen

Eine Thrombose ist ein Blutpfropf, der in einem Gefäß feststeckt. Der Blutpfropf hat normalerweise und an der richtigen Stelle eine natürliche Funktion: Er dient zur Abdichtung und zum Verschluss einer Gewebsverletzung. Er bildet sich besonders leicht, wenn die Strömungsgeschwindigkeit des Blutes sinkt, Gewebsschäden vorliegen oder die Gerinnungsfähigkeit des Blutes gestört ist („dickes Blut").

Fließt das Blut zu langsam an einer entzündeten Venenwand vorbei, kommt es zu einer Thrombosebildung. Zu einem Problem werden Thrombosen dann, wenn die Pfropfen so groß werden, dass Sie ein Gefäß verschließen oder sich von der Gefäßwand ablösen und auf Wanderschaft gehen, was dann einen Herzinfarkt, eine Lungenembolie oder einen

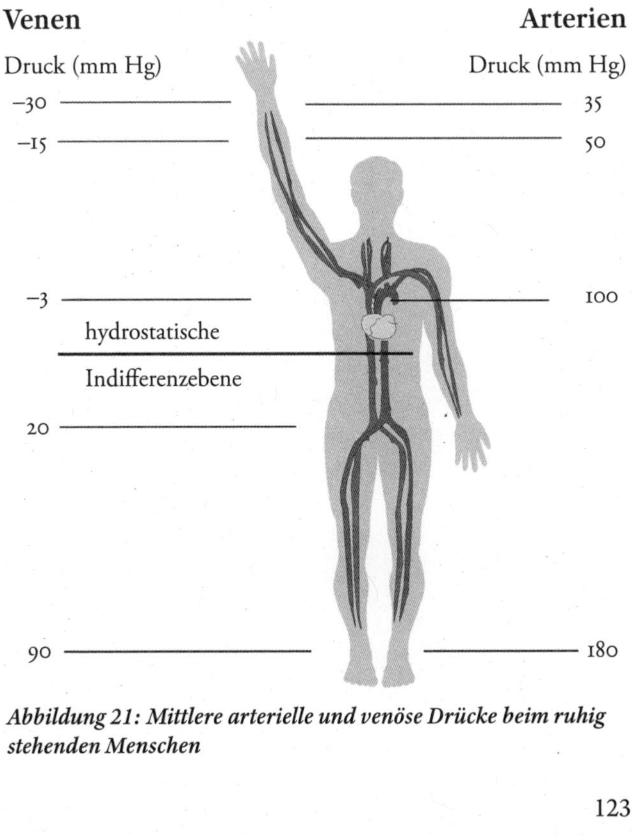

Abbildung 21: Mittlere arterielle und venöse Drücke beim ruhig stehenden Menschen

Schlaganfall hervorrufen kann. Da dieses Risiko groß ist, *sei an dieser Stelle noch einmal ganz ausdrücklich darauf hingewiesen, dass die Behandlung von Thrombosen immer in die Hand eines Arztes gehört!*

Thrombosen können sich auch bei Bettlägerigkeit bilden, nach Operationen und Geburten. Deshalb wird in Krankenhäusern meist sofort ein Kompressionsstrumpf verordnet. Thrombosen bilden sich bei vielen Menschen auch nach langen Flugreisen.

Eine Venenentzündung (Thrombophlebitis) erkennt man vor allem an den typischen Entzündungserscheinungen wie Rötung, Hitze, Schwellung und Schmerz. Durch die Stauung kann Gewebswasser nicht richtig abfließen, und es kommt zu einer Gewebswasseransammlung (Ödem).

Wie hilft Mumijo?

Russische Mediziner wendeten Mumijo bei der Behandlung von Thrombophlebitis der tiefen Venen der unteren Extremitäten an. Sie verordneten Mumijo in der Dosis 0,2 g zweimal täglich im Laufe von zehn Tagen. Die Patienten bekamen außer Mumijo keine weiteren Medikamente. Die Ergebnisse der klinischen und biochemischen Untersuchungen sowie der Blutuntersuchungen zeigten folgende Ergebnisse:

Schwellungen gingen schon nach drei bis sechs Tagen Behandlung deutlich zurück. Nach acht bis zehn Tagen normalisierte sich die Hauttemperatur, und die Symptome der Krankheit verschwanden. Der Hämoglobingehalt, die Zahl der Erythrocyten und der Leukozyten normalisierte sich.

Die Beschreibung des Versuchs dokumentiert das Vorgehen der Vollständigkeit halber. Von Selbstmedikation wird jedoch ausdrücklich abgeraten!

4.2 Äußerliche Anwendung

Die Haut ist unser größtes Organ und macht etwa ein Sechstel des Körpergewichts aus. Die Dicke der Haut schwankt bei jedem Menschen zwischen 0,3 und 4 mm. Sie hat nicht nur eine schützende Funktion, sondern begrenzt den Menschen auch zu seiner Umwelt.

Die Aufgaben der Haut sind vielfältig. Sie reguliert den Wasserhaushalt, sorgt für den Wärmeausgleich, enthält viele Tastkörperchen, die Sinneseindrücke vermitteln, und hilft bei der Ausscheidung von Giftstoffen und Stoffwechselschlacken. Die Haut ist nach neuesten Erkenntnissen auch Reifestätte für bestimmte Blutzellen, die in der Immunabwehr eine Rolle spielen, den T-Lymphozyten. Die Hauptaufgabe jedoch bleibt der einfache mechanische Schutz gegen alles Fremde.

Diese Schutzfunktion, die mit komplizierten Mechanismen im Laufe der Entwicklungsgeschichte immer mehr verbessert wurde, wird bei Verletzungen durchbrochen, weshalb diese schnell behoben werden müssen. Der Körper ist in der Lage, auftretende Defekte an der Haut in drei Phasen zu reparieren. Die erste Phase ist die entzündliche Phase, die zweite Phase ist die Reparaturphase, und die dritte ist die Remodellierphase, die Narbenbildung.

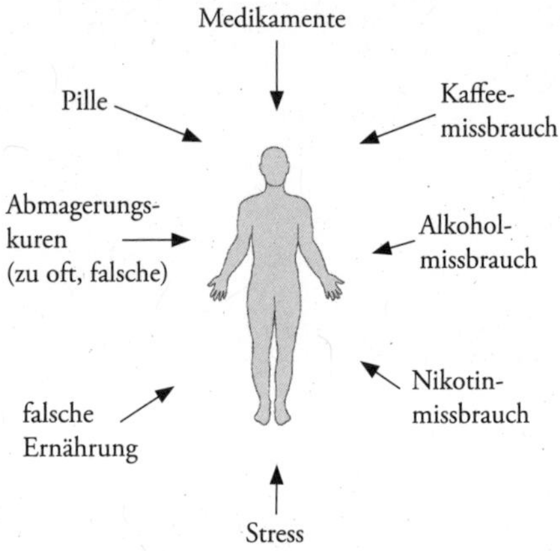

Abbildung 22: Verhaltensbedingte Einflüsse auf die Haut (oben) und Umwelteinflüsse auf die Haut (unten)

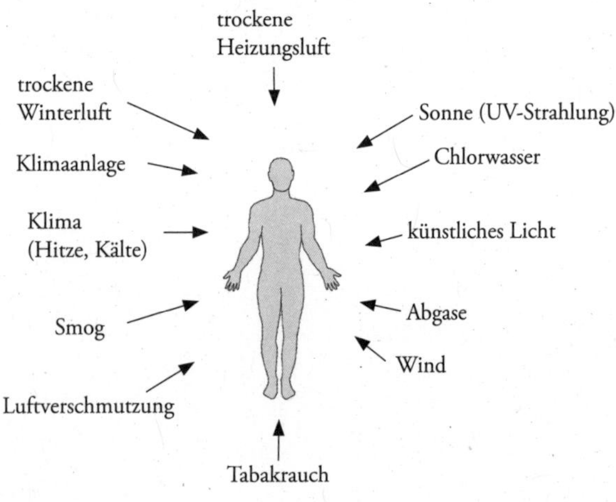

Die Anwendung von Mumijo fördert bei Hautverletzungen wie Abschürfungen und Rissen die Wundheilung und wirkt als Schutzschild gegen neue Defekte. Mumijo greift mit seiner antientzündlichen und antibiotischen Wirkung schon in der ersten Phase ein; die wundheilende, granulationsfördernde Wirkung beschleunigt den Heilungsvorgang.[129–136]

In einer iranischen Studie[129] wurde sehr umfangreich über die Wundheilung auch bei schwer heilenden Wunden im Rahmen von Decubitus-Geschehen berichtet.

Um die Wirkung zu verbessern, sollte Mumijo auch immer innerlich angewendet werden.

Aufgrund der Eigenfarbe des Mumijo sollte bei äußerlichem Gebrauch die behandelte Stelle abgedeckt werden, damit die Kleidung keine Flecken bekommt. Am Ende des Buches finden Sie eine Zusammenstellung der empfohlenen Dosierungen und Variationen der Anwendung auf der Haut.

Sehr gut bewährt hat sich die Kombination von Mumijo mit Sanddornfruchtfleisch- oder Sanddorntresteröl, das selbst extrem gute Hautreparatureigenschaften besitzt.

Angewendet wird Mumijo äußerlich bei

- Schürfwunden
- eitrig-entzündlichen Wunden
- Verbrennungen
- Ekzemen
- Neurodermitis

Anwendung:
Mumijo kann als Einpinselung in Form einer 2- bis 10 %igen Lösung, je nach Krankheit, auf die betroffenen Hautstellen aufgetragen oder als Creme/Salbe an der zu behandelnden Stelle dünn eingerieben werden.

4.3 Therapeutische Dosierung, Toxizitätsdaten

Mehrere Wissenschaftler Russlands und Indiens beschäftigten sich seit 1967 unter anderem mit der Dosierung von Mumijo und dessen Dosis-Wirkungs-Beziehung im menschlichen Organismus und versuchten die Grenze der Giftigkeit für den Körper am Tierversuch mit Ratten zu bestimmen.[137–141] Letzteres gelang nicht, da der Füllungsgrad des Rattenmagens den Versuch begrenzte. Es wurde festgestellt, dass es weder erbgutschädigende oder fruchtschädigende noch herz-, nieren- oder leberschädigende Wirkungen gab.

Die Autoren fassten die Daten wie folgt zusammen:

1. Mumijo kann in einer Dosis zwischen 50 und 800 mg pro Tag ohne Schäden eingenommen werden.
2. Die Dosierung von 200 mg je Einnahme ist optimal.
3. Das Dosierschema ist variabel und abhängig von der Krankheit. Als Standarddosierung wird zweimal oder dreimal je eine Dosis empfohlen (Einnahmeschema siehe Abbildung 23, Seite 130).
4. Bei einer Dosierung von 200 mg wirkt Mumijo galletreibend.

5. Mumijo ist bei einer Dosis von bis zu 100.000 mg pro kg Körpergewicht einer Ratte nicht akut giftig.
6. Bei der Einnahme von 50–200 mg bis 70 kg Körpergewicht verstärkt Mumijo die Wirkung von Cortisol, einem körpereigenen wichtigen Hormon.
7. Bei anhaltender Behandlung (bis zu 60 Tage ohne Einnahmepause bei 0,2–0,4 g Tagesdosis) ruft Mumijo keine toxischen Nebenwirkungen hervor.
8. Folgende Nebenwirkungen sind in der Fachliteratur beschrieben:
   - Sehr selten verspürten Patienten mit Knochenbrüchen ein Brennen an der Bruchstelle;
   - Patienten mit Colitis ulcerosa empfanden kurzfristig Hitze, Brennen, Schwäche und Schwitzen 40–60 Minuten nach der Einnahme;
   - Höhere Dosen (1–1,5 g/Tag) können die Körpertemperatur leicht auf 37,5 °C ansteigen lassen, Kopfschmerzen oder Schwitzen hervorrufen. Diese Effekte können zwischen 20 Minuten und 2 Stunden andauern.
   - Dem Autor selbst wurde von Patienten berichtet, dass ein paar Stunden nach der Ersteinnahme von Kapseln kurzzeitig Blähungen entstehen können, die sich nach ein bis zwei Tagen wieder verlieren.

Als optimales Einnahmeschema hat sich der in Abbildung 23 (siehe Seite 130) gezeigte Einnahmerhythmus herausgestellt.

Für Kinder bis 10 Jahre empfiehlt sich die Dosierung von etwa 1,5–2 mg Mumijo pro kg Körpergewicht. Ein

Kind mit einem Körpergewicht von 20 kg sollte demnach zweimal täglich 30–40 mg Mumijo pro Einzelgabe erhalten. Kinder bis 14 Jahre bekommen die halbe Dosis, ab 14 Jahre die Erwachsenendosis.

Problematisch ist bei Kindern oft der etwas ungewöhnliche Geschmack, der nicht immer akzeptiert wird. Um ihn zu kaschieren, kann Mumijo mit Honig vermischt gegeben werden.

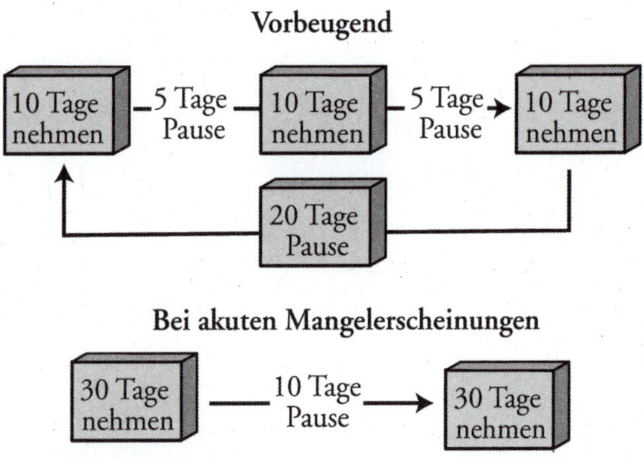

Abbildung 23: Dosierschema Mumijo

5

Zubereitungsformen

Bei der Zubereitungsform oder Darreichungsform unterscheidet man feste, halbfeste und flüssige Formen. Zu den festen Formen gehören Tabletten, Dragees, Kapseln, Pillen und Pulver, zu den halbfesten Salben, Gele sowie Emulsionen, und zu den flüssigen Formen Sirupe, Lösungen und Suspensionen, wobei es in den letzten beiden Gruppen auch Überschneidungen gibt. Mumijo *hat sich* als Tablette oder Kapsel, Zäpfchen oder Scheidenzäpfchen und als Salbe/Creme für die äußerliche Anwendung bewährt. Die Darreichungsformen als Zäpfchen oder Vaginalzäpfchen sind eher selten; für Erstere gibt es eine Apotheke, die diese auf Anfrage fertigt oder als sogenanntes Defekturarzneimittel vorrätig hält. Für den Apotheker ist die Arzneibereitung aufgrund der feuchtigkeitsanziehenden Wirkung der Grundmasse eine gewisse handwerkliche Herausforderung.

Daneben ist die begrenzte Haltbarkeit reiner wässriger Mumijo-Lösungen ein Problem der Arzneiproduktion auf flüssiger Basis. Hier wird noch Grundlagenarbeit zu leisten sein, insbesondere in der Dokumentation und wissenschaftlichen Erfassung von Erfahrungswerten, um dem Patienten eine gleichbleibend hohe und wirksame Qualität bieten zu können.

5.1 Ein kurzer Exkurs in rechtliche Fragen

Alle angebotenen Tabletten, Kapseln, Dragees und Lösungen sind, sofern sie eingenommen werden, Nahrungsergänzungsmittel, auch wenn sie wie Arzneimittel erscheinen. Eine Arzneimittelzulassung würde ein sehr umfangreiches Zulassungsverfahren mit klinischen Studien, Tierversuchen, vielen Tests und Gutachten erforderlich machen, was heutzutage selbst von einem großen Unternehmen kaum zu bezahlen ist. Es hat seine Gründe, warum es in den letzten zwei Jahrzehnten eine die Vielfalt bereinigende Konzentration auf wenige Konzerne gab, was nicht nur seine Ursache in gewinnorientiertem Streben von Kapitalgesellschaften hat, sondern auch Ausdruck einer ganz anderen Entwicklung ist: Nur noch wenige Arzneimittelunternehmen sind überhaupt noch in der Lage, die immensen Kosten der Forschung und Entwicklung stemmen zu können – eine Entwicklung, die durchaus Sorge machen kann, betrachtet man die großen Versorgungsengpässe selbst bei altbewährten Standardarzneistoffen. Noch mehr Sorgen muss jedoch machen, dass aus Refinanzierungsgründen mittlerweile Produktbereiche, die notwendig, aber wenig rentabel sind, wie z. B. die Forschung zu Antibiotika, günstigenfalls in der zweiten Reihe stehen. Man muss sich vergegenwärtigen, dass die Entwicklung eines neuen Wirkstoffes bis zur fertigen Schachtel in der Apotheke eine Investition von 3–6 Milliarden Euro erfordert.

Nahrungsergänzungsmittel sind, rechtlich betrachtet, Lebensmittel, daher gelten für sie die gleichen Anforderungen wie für jene. Zu diesen Anforderungen gehört auch, dass nur in einem sehr eng umgrenzten Bereich gesundheitsbezogene Aussagen, sogenannte „Health-Claims“, gemacht werden dürfen. Die meisten Hersteller ziehen es vor, keine Aussagen dieser Art zu machen, sonst laufen sie Gefahr, einen Verstoß gegen das Arzneimittelgesetz und gleichzeitig einen Verstoß gegen das Lebensmittelgesetz zu begehen, was automatisch zu staatsanwaltlichen Ermittlungen führt und gerichtliche Konsequenzen hat. Diese Art von Verstößen wird mittlerweile nicht mehr als Kavaliersdelikt betrachtet. Im Focus der Aufsichtsbehörden stehen mehrere Fragen:

1. Ist das Produkt ein Lebensmittel?
2. Gibt es Heilaussagen?
3. Ist es von den Zutaten her betrachtet verkehrsfähig im Sinne des Lebensmittelgesetzes?
4. Handelt es sich um ein *Novel Food?*

Es gibt mehrere Gründe, warum die rechtliche Seite hier so ausführlich besprochen wird. Der Vertrieb von Nahrungsergänzungsmitteln findet in Zeiten des Internets nicht nur über den stationären Handel statt, wo üblicherweise alles „mit rechten Dingen zugeht“, sondern auch auf dem Wege des E-Commerce. Es ist einfach zu handhaben und schnell mit bequemen Zahlungsmöglichkeiten ins Netz gestellt. Physisch sind die Anbieter jedoch oft nicht greifbar, wenn die Vertreiber im (Nicht-EU-)Ausland ansässig sind. Verstöße sind dort für sie relativ risikolos, denn es ist nun mal rechtliche Wirklichkeit, dass der Handel globalisiert ist, die Durchsetzung auch internationalen Rechts aber immer noch bei den Nationalstaaten liegt (wir haben also die Kleinstaaterei niemals wirklich hinter uns gelassen). Die Gesetze sind zwar da, aber über die Landesgrenzen hinweg oft nicht durchsetzbar, was nicht immer befriedigend im Sinne des Verbraucherschutzes ist.

Gerade bei Mumijo gab es in vergangenen Jahrzehnten Vertreiber, die sich über die rechtlichen Konsequenzen des Inverkehrbringens von Mumijo offensichtlich nicht im Klaren waren oder sie schlicht ignoriert haben und ihre Produkte bis heute vertreiben. Man muss dazu wissen, dass der Verkauf eines importierten Fertiglebensmittels aus einem Nicht-EU-Staat – wie zum Beispiel die typischerweise heute oft angebotenen Mumijo-Blister mit lakritzartigen schwarzen, tablettenähnlichen Produkten – rechtlich nicht erlaubt ist, da das Produkt in dieser Form in der EU nicht verkehrsfähig ist. Die Punkte 1 und 3 der obigen Kriterienliste werden somit definitiv nicht erfüllt.

Hinzu kommt eine meist völlig unzureichende Deklaration. Nach der gesetzlichen Definition eines Nahrungsergänzungsmittels ist EU-weit festgelegt, dass ein Nahrungsergänzungsmittel nur aus Vitaminen, Mineralstoffen, Aminosäuren und sekundären Pflanzenstoffen bestehen darf. Der Charakter einer Nahrungsergänzung ist, wie der Name es sagt, die Nahrung mit dort fehlenden Komponenten aus obigen Gruppen zu ergänzen. Nach einhelliger Meinung der Gerichte ist dem Gesetz dann Genüge getan, wenn die empfohlene Tagesdosis des Produktes die Nahrung mit der ausgelobten Komponente zu mindestens 15 % ergänzt. Ab dann ist der Charakter einer Nahrungsergänzung erkennbar – und hier liegt das Problem: Mumijo enthält eine Vielzahl an Komponenten. Alle liegen jedoch in subtherapeutischer Dosis vor, nach Meinung des Gesetzgebers also nicht ausreichend.

Seriöse Hersteller setzen dem Mumijo in aller Regel eine ohnehin schon enthaltene Komponente zu, wie z. B. Jod oder B-Vitamine, Magnesium, Calcium oder Vergleichbares, und das Problem ist rechtssicher gelöst. Mancher Verbraucher mag sich schon gefragt haben, warum es bei Nahrungsergänzungsmitteln so viele Produkte mit „... plus C" oder „... plus B12" gibt, worin der Sinn dieses Zusatzes, jenseits von „schadet ja nicht", liegt. Rechtssicherheit zu erlangen, ist sehr oft der Grund hierfür; oft sind die Zusätze natürlich auch therapeutisch begründet, mit der Rechtssicherheit als „Nebenprodukt".

Das bedeutet in zweiter Linie: Wenn etwas zugesetzt wird, dann erfolgt die Produktion in der EU. Das verwendete Mumijo ist also dann Rohstoff/Zutat und nicht mehr Fertigprodukt.

Die Vertreiber der Blister haben übrigens mindestens die Pflicht, von jeder Charge eine Analyse vorzuhalten, die Auskunft gibt über die Belastung mit Schwermetallen, Pflanzenschutzmitteln, Toxinen und Radioaktivität. Erst dann sind sie ihrer im Lebensmittelrecht festgeschriebenen Sorgfaltspflicht nachgekommen.

Diese ganzen Auflagen werden von vielen als Schikane empfunden, sie dienen jedoch nur einem Zweck: Dem Schutz des Verbrauchers vor genau solchen Machenschaften, denn es ist seine Gesundheit, die auf dem Spiel steht. Wer ehrlich arbeitet und sich an die Spielregeln hält, hat nichts zu befürchten.

5.2 Feste Darreichungsformen mit Hauptwirkstoff Mumijo

Befragt man einschlägige Datenbanken in Apotheken, wird eine Vielzahl an Produkten angeboten, die meist der Darreichungsform „fest“ zugeordnet werden können. Das hat verschiedene Gründe. Zum einen ist die Akzeptanz bei den Verbrauchern hoch, zum anderen ist die eingangs erwähnte Problematik der Haltbarkeit gut zu handhaben. Letztlich ist es für den Verbraucher auch eine bequeme Form der Einnahme. Mumijo-Tabletten und -Kapseln unterscheiden sich bei identischer Dosierung in ihrer Wirksamkeit kaum, einen großen Unterschied macht aber die Akzeptanz. Tabletten sind eher etwas für robuste Verbraucher, da der Geschmack von Mumijo sehr gewöhnungsbedürftig ist und gerne mit „arttypisch“ umschrieben wird. Geschmack und Geruch von Mumijo erkennt man sofort wieder, selbst wenn man jahrelang nicht mehr damit in Berührung kam. Es ist keineswegs unangenehm, aber dominant und ohne jede organoleptische Lieblichkeit. „Rauchig-harzig“ und „scharf“ wäre ein vorsichtiger Beschreibungsversuch. Diesen Geschmack nimmt man bei der Tablette sofort vollumfänglich wahr. Bei der Kapsel hingegen werden die menschlichen Geschmacksknospen durch die Kapselhülle „geschont“, die Einnahme ist daher milder.

5.2.1 Ein Wort zur Kapsel

Man kann die Kapsel selbstverständlich öffnen, indem man das Kapseloberteil mittels leichter Drehung über den Ringwulst abzieht, und anschließend das darin befindliche Pulver einnehmen oder beispielsweise in Joghurt einrühren. Die Kapselhülle besteht heutzutage meist aus Cellulose und ist dann vegan, Gelatine als klassisches Kapselmaterial ist im Bereich Nahrungsergänzungsmittel eher unüblich geworden, da der Verbraucher tierische Produkte hier meist ablehnt. Die Hersteller loben das Kapselmaterial Cellulose meist als „Vegi-Kaps" aus. Die Hülle hat keine therapeutische Wirkung, sie ist lediglich Transportmedium für das Pulver sowie Dosiermaß und sorgt nebenbei dafür, dass der Inhalt möglichst lange trocken bleibt.

5.2.2 Kapsel- und Tablettierhilfsstoffe

Kapseln werden, technisch betrachtet, nach Volumen befüllt. Der Kunde empfindet eine Kapsel als „voll", wenn der Kapselfuß vollständig gefüllt ist. Damit ein Pulver maschinell abfüllbar wird und eine gleichmäßige Dosierung über alle Kapseln sichergestellt ist, muss das Pulver fließende Eigenschaften haben. Dazu werden technische Zusatzstoffe notwendig, die selbst keine therapeutische Wirkung haben. Als Fließhilfsmittel wird etwa 0,1–0,3 % Pulver verwendet, das in der Regel aus nichtkristalliner Kieselsäure besteht, die chemisch identisch zu Quarzsand ist, nur in anderer physikalischer Form vorliegt. Zusätzlich verwendet wird mit ca. 1 % das Formentrenn- und Schmiermittel Magnesiumstearat, um das es in der Vergangenheit im Netz die dort übliche unqualifizierte Diskussion gegeben hat. Wer an wirklichen Fakten interessiert ist, möge hier schauen: https://www.herbano.com/de/ratgeber/magnesiumstearat#

Da der Wirkstoff zusammen mit den technisch notwendigen Hilfsstoffen das Volumen des Kapselunterteils nur zu knapp 50 % ausfüllt, wird ein neutraler Füllstoff zugegeben. Dies ist meist Cellulose, Milchzucker, Stärke oder anderes, wobei Milchzucker aufgrund der (oft nur vermuteten) Laktoseintoleranz in der Regel schon prophylaktisch abgelehnt wird.

Tabletten haben eine recht ähnliche Zusammensetzung, neben Silikaten und Cellulose enthalten sie meist noch spezielle Stärken, die es Wasser ermöglichen, in den kompakten Pressling einzudringen und durch den Quelldruck die Tablette zu sprengen. Deshalb spricht man auch von „Sprengmittel".

Eingangs wurde bereits auf eine Eigenschaft von Mumijo hingewiesen, die technisch herausfordernd ist: Gereinigtes Mumijo ist eine lakritzartige Masse, die meist dunkelbraun bis schwarz ist. Diese Masse enthält etwa 15 % Wasser. In dieser Form ist es bei Raumtemperatur nicht pulverisierbar, kann also nicht zu Kapseln oder Tabletten verarbeitet werden. Trocknet man es, wird es immer härter und schließlich glasartig.

In dieser harten Form lässt es sich gut zermahlen und mit anderen Pulvern gemischt zu Kapseln oder Tabletten verarbeiten. Das getrocknete und gemahlene Pulver hat eine andere, hellere Farbe und eine sehr nachteilige Eigenschaft: Je trockener es ist, desto mehr zieht es Luftfeuchtigkeit an, wird immer dunkler und klebriger, bis es den Wassergehalt von 15 % erreicht hat, danach passiert nichts mehr. Warum das so ist, ist unbekannt. Mit dem zunehmenden Wassergehalt verliert es seine Fließfähigkeit wieder und läuft zusammen. Um das zu verhindern oder wenigstens merklich zu verlangsamen, müssen technische Hilfsmittel zugesetzt werden.

Aus den genannten Gründen ist einsichtig, dass eine Kapsel einiger technischer Hilfsstoffe bedarf, um in dieser Form angeboten werden zu können. Grundsätzlich denkbar wäre im Falle der Kapsel auch die Kombination mit einem anderen sehr fein gemahlenem Pflanzenpulver, z. B. *Emblica officinalis* oder Curcuma plus Kieselsäure. Dieses Pflanzenpulver hätte dann therapeutische Wirkung und wäre Füllstoff zugleich, entspräche dann aber einem Kombinationspräparat.

In der Vergangenheit haben hierzulande Aussiedler oft gemutmaßt, Kapseln und Tabletten seien Fälschungen, weil das Pulver zwar gleich riecht, aber nicht so braun aussieht wie das Mumijo, dass sie aus ihrer Heimat kannten. Mit einem Tropfen Wasser auf das Pulver konnte dieses Missverständnis meist ausgeräumt werden. Die Farbänderung bei Trocknung war ihnen meist nicht bekannt. Ebensowenig war ihnen bekannt, dass die „Tabletten", die sie in Blistern im traditionellen Handel ihrer Heimat gekauft hatten und die für sie „das echte Mumijo" sind, keine Tabletten im pharmazeutischen Sinne sind, sondern lediglich Formkörper, die aus einer ca. 5–8 mm dicken halbfesten Mumijoplatte mittels einer Lochstanze ausgestanzt und dann in den Blister überführt und dort eingesiegelt werden.

5.3 Mumijo-Zäpfchen, Mumijo-Vaginalzäpfchen

Mumijo-Zäpfchen dienen der Behandlung von Hämorrhoidalleiden (siehe Kap. 4.1.5, Seite 78) und sind apothekenpflichtige Arzneimittel. Dasselbe gilt für Vaginalzäpfchen. Sie können als Einzelanfertigung hergestellt werden oder sind als homöopathische Arzneimittel in der Potenz D1 auf Bestellung verfügbar. Die Vaginalzäpfchen sind von der Dosierung her nur halb so hoch dosiert, bei Nichtverfügbarkeit kann man auch die Hämorrhoidenzäpfchen nehmen und mit einem warmen Messer vorsichtig halbieren. Bezugsquelle beim Autor am Ende des Buches.

5.4 Halbfeste Zubereitungen

Mumijo-Creme ist rechtlich ein Kosmetikum und wird hauptsächlich zur Pflege sehr strapazierter Haut und zur Wundheilung eingesetzt. Therapeutische Informationen siehe Kap. 4.1.5 und 4.2 (Seite 78 und 125)

Es handelt sich hierbei um eine stark fettende, wundabdeckende, kakaofarbige Creme mit einem hohen Mumijogehalt von über 10 %. Es gibt auch andere dekorative Kosmetika mit Mumijo, allerdings ist der Gehalt so gering, dass von einem ausschließlichen dekorativen Effekt auszugehen ist. Bezugsquelle beim Autor.

5.5 Flüssige Zubereitungen

Bereits oben wurde kurz erwähnt, dass es nicht viele flüssige Zubereitungen im Handel gibt, obgleich Mumijo gut wasserlöslich ist. Das hat seinen Grund in den fehlenden Anwendungsgebieten für eine wässrige Lösung, und zum anderen in der Haltbarkeitsproblematik. Unkonservierte wässrige Lösungen sind nicht lange haltbar, was ihre Möglichkeiten einschränkt. Bezugsquelle beim Autor.

5.6 Neuere Kombinationen von Mumijo mit anderen Stoffen

In den Jahren 2020/21 sind vier neue interessante und hochwertige Kombinationen von Mumijo mit anderen Wirk- und Hilfsstoffen auf dem Markt erschienen. Sie stellen aus Sicht des Autors einen therapeutischen Fortschritt dar.

5.6.1 Mumijo-Kapseln mit Vitamin D und K2, Curcuma, Omega-3-Fettsäuren und Magnesium

Diese Kapselmischung kombiniert die bislang nicht so breit bekannte Wirkung der Vitamine D und K2 mit Omega-3-Fettsäuren, Magnesium, Curcuma und Mumijo. Zielrichtung ist eine Art „Bodymatrix-Effekt“ mit allgemeiner Ausrichtung auf Knochengesundheit – Bewegungsapparat – Osteoporose-Prophylaxe – chronische Schmerzzustände – Arthrose.

5.6.1.1 *Vitamin D*

Vitamin D hat wohl jeder Mensch im Laufe seines Lebens einmal bekommen, nämlich als Kind (die Älteren von uns kennen es noch in Form von Lebertran). Ziel der breiten prophylaktischen Gabe war die Vorbeugung gegen Rachitis, eine früher häufige Mangelkrankheit, die zu Knochendeformationen führt. Diese Krankheit spielt heute keine relevante Rolle mehr. Zur Zeit gibt es jedoch um Vitamin D einen regelrechten Hype. Von 1922 bis 2021 sind laut der weltweit führenden medizinischen Datenbank *pubMed®* 88.303 Veröffentlichungen zum Thema erfasst, allein zwischen 2015 und 2020 sind 21.524 davon erschienen. Das Interesse stieg sprunghaft im Jahr 2015, hier verzehnfachte sich die Anzahl an Veröffentlichungen innerhalb eines Jahres; 25 % aller veröffentlichten Erkenntnisse stammen aus den letzten fünf Jahren.

Was ist Vitamin D?

Die chemische Grundstruktur des Vitamin D wird aus Cholesterin gebildet. Cholesterin ist auch der Ausgangsstoff für viele Hormone des Körpers, wie zum Beispiel für das Stresshormon Cortisol (Hydrocortison) und alle daraus abgeleiteten Substanzen. Insofern ist das körpereigene Vitamin D im Grunde eher eine hormonähnliche Substanz, was auch eine Erklärung für ihren sehr niedrigen Mengenbedarf erklärt. Die heute allgemein übliche Tagesgabe von 2000 I. E. entspricht einer Stoffmenge von 50 µg, was auf einem Löffel kaum sichtbar ist.

Vorkommen

Vitamin D kommt hauptsächlich in tierischen Lebensmitteln vor, besonders in den Fetten von Seefisch. Lebertran erlangte hier eine gewisse „Berühmtheit". Es kommt aber auch in einigen Flechten und Pilzen vor. Als „Vitamin D" bezeichnet wird heute in der Regel Colecalciferol gegeben, das aus Wollfett gewonnen wird und erst in der Leber zu Vitamin D in seiner Transport- und Speicherform Calcidiol umgewandelt wird, um dann in der Niere zu Calcitriol aktiviert zu werden.

Funktionen von Vitamin D

Das Vitamin spielt eine entscheidende Rolle im Calciumstoffwechsel des Körpers. Über die Zwischenstufen

Leber und Niere + Calcium

Colecalciferol ➡ Calcidiol ➡ Calcitriol ➡ Knochen

ist es einer der notwendigen Faktoren für die Aufnahme von Calcium. Somit ist die volkstümliche Bezeichnung „Knochenvitamin" mehr als verständlich, die antirachitische Wirkung war jedoch zu kurz gefasst. Mittlerweile gibt es eine Vielzahl an Beobachtungen, z. B. dass an fast allen Organen und Zellen Vitamin-D-Rezeptoren zu finden sind, besonders an Nerven-, Muskel- und Immunzellen.[43] Da der menschliche Körper eine hocheffektive Funktionseinheit ist, ist davon auszugehen, dass es einen Grund für das große Vorkommen an Rezeptoren gibt, den wir bis heute noch nicht überblicken können. Aber es deutet immer mehr darauf hin, dass Vitamin D eine Rolle spielt beim Risiko für Multiple Sklerose, Alzheimer, Parkinson und Schizophrenie,[41] sowie das Risiko für Herzinfarkt, Krebs und Diabetes senkt und das Immunsystem stärkt. Die Wirkungen im Einzelnen zu beschreiben, würde den Rahmen dieses Buches sprengen. Wer es genauer wissen möchte, dem sei das Buch von Uwe Gröber und Prof. M. Holick empfohlen: *„Vitamin D – die Heilkraft des Sonnenvitamins"*.[41] Auf fast 500 Seiten bildet es den derzeitigen Stand des Wissens ab.

Bedarf

Die DGE empfiehlt eine tägliche Substitution von 800 I. E., was von der Fachwelt aber mittlerweile als zu niedrig angesehen wird. Üblich für die tägliche Gabe sind 2000 I. E. geworden, wobei zwecks Aufbau eines Depots 50.000 I. E. 1-mal wöchentlich ebenfalls üblich sind. Medizinisch als sicher gilt eine Einnahme von bis zu 4000 I. E. pro Tag.

Einschätzung seitens der Fachwelt

Viele der Wirkungen werden in der Fachwelt kontrovers diskutiert, das wissenschaftliche Interesse ist riesengroß. Hunderte sogenannter Metastudien (wissenschaftliche Untersuchungen, die mehrere vorhandene *Studien mit statistischen Methoden* auswerten und daraus Ergebnisse filtern) deuten auf eine Vielzahl an Wirkungen hin. Man ist dennoch vorsichtig ist mit Aussagen, da viele Studien methodischen Unzulänglichkeiten oder zu kleine Probandenzahlen haben. Die DGE hat bereits 2011 ein Positionspapier zu Vitamin D veröffentlicht,[44] worin die Studienlagen bewertet und einzelne Zusammenhänge eher konservativ beurteilt wurden.

Es deutete aber bereits 2011 alles darauf hin, dass alles, was mit Knochen und dem Bewegungsapparat im Zusammenhang steht, eine „überzeugende Evidenz" hat und weitere Indikationen „wahrscheinlich" sind.

Leider wurde die Stellungname bislang nicht aktualisiert, was aber nötig wäre, berücksichtigt man die Menge der Veröffentlichungen allein in den letzten fünf Jahren. Heute, zehn Jahre später, rücken auch die 2011 noch als „unzureichend belegt" oder „möglich" eingestufte Anwendungsgebiete mindestens in den Bereich „wahrscheinlich" auf und wurden zu Lehrbuchwissen. Demnach ist eine Substitution von Vitamin D in einer Dosierung von 2000–4000 I. E. in unseren Breiten sehr zu empfehlen.

5.6.1.2 *Vitamin K*

Vitamin K ist den meisten Menschen kaum bekannt. Lediglich wer gerinnungshemmende Arzneimittel einnehmen muss, kennt es als Gegenmittel bei Überdosierung von Gerinnungshemmern, oder als Notfallmedikament bei Vergiftungsfällen mit Rattengift. Daher hat das Vitamin auch seinen Namen: „K" steht für „Koagulation" (also Blutgerinnung): die Eigenschaft, die Wissenschaftler 1929 entdeckten und die zwei von ihnen – Henrik Carl Peter Dam für die Entdeckung und Edward Doisy für die Aufklärung der Struktur – 1943 den Nobelpreis für Medizin brachte.

Was ist Vitamin K?

Bei Vitamin K handelt es sich nicht um eine einheitliche Substanz, sondern um eine Substanzgruppe, deren einzelne

Vertreter einander in der chemischen Struktur zwar ähnlich sind, aber deutlich unterschiedliche Wirkungen haben können. Vitamin K3 heißt Menadion und stellt den Grundkörper dar, den alle Vitamin-K-Substanzen haben; er kommt in der Natur in dieser reinen Form aber nicht vor. Bedeutend sind die Vitamine K1 und K2. Ersteres heißt Phylloquinon und kommt hauptsächlich in grünen Pflanzenteilen vor, Vitamin K2 heißt Menaquinon (auch MK-7, synonym: Menachinon) und wird im Körper von Darmbakterien produziert oder ist tierischen Ursprungs, es entsteht z. B. bei der fermentativen Umsetzung von Milchprodukten durch Bakterien zu Joghurt oder Käse. „MK" steht für Menaquinon, die Zahl „-7" steht für für die Länge der Seitenkette am Grundmolekül: Je höher diese Zahl, desto besser fettlöslich ist das Vitamin.

Funktionen von Vitamin K1 und Vitamin K2:

Vitamin K1 hat eine etwas andere Funktion im Körper als Vitamin K2. Es ist ein wesentlicher Faktor bei der Blutgerinnung, während Vitamin K2 im Calciumhaushalt eine große Rolle spielt, bei der Blutgerinnung aber eine eher untergeordnete Funktion hat. Seit Ende der 2010er-Jahre gibt es aus einem anderen Grund einen Hype um das Vitamin K2, dem in verschiedenen Studien diverse positive Eigenschaften in Bezug auf Osteoporose/Knochengesundheit, Zahngesundheit und Arteriosklerose bescheinigt werden (Literatur am Buchende). Von den seit 1946 erfassten 4849 Veröffentlichungen (Stand 31.12.2020) stammen 3794 aus der letzten Dekade. Man hat entdeckt, dass Vitamin K2 sehr spezifisch dafür sorgt, zwei Eiweißstoffe zu aktivieren: das Enzym Osteocalcin und das Matrix-GLA-Protein MGP. Osteocalcin baut selektiv Calcium in die Knochen ein, MGP verhindert den Einbau von Calcium in die Blutgefäßwände.

Immer deutlicher wird auch das feine Zusammenspiel zwischen Vitamin D und Vitamin K2, denn die alleinige Gabe von Calcium in großen Mengen führt nur zu dem Ergebnis, dass es in den Gefäßwänden und anderen Geweben eingelagert wird, aber nicht unbedingt dort, wo man es braucht. Die Beobachtung, dass Frauen jenseits der Wechseljahre mit Arteriosklerose eine um 7 % geringere Knochenmasse haben,[42] stützt diese Annahme. Offensichtlich gibt es also einen Fehler im „Bauplan", der zu einem Ungleichgewicht führt. Die beiden Eiweißstoffe Osteocalcin und MGP sind Vitamin-K2-abhängig: Wenn der Spiegel zu niedrig ist, sind die beiden Proteine weniger aktiv, und das beim Gesunden fein austarierte Gleichgewicht zwischen Calciumabbau und -einbau gerät langsam in eine Schieflage, die sich als Osteoporose äußern kann. Übrigens sind nicht nur Frauen von Osteoporose betroffen, sondern auch ein Drittel der Männer über 70. Weitere Informationen zu Osteoporose wurden im Kapitel 4.1.3 erläutert (Seite 68).

Vitamin K2 hat darüber hinaus einen Einfluss auf die Calciumeinlagerung im Zahn. Auch hier sind Osteocalcin und MGP beteiligt und werden von Vitamin K2 angeregt. Der amerikanische Zahnarzt und Ernährungswissenschaftler Weston Price (1870–1948) beobachtete den Zusammenhang zwischen Ernährung mit verarbeiteten Lebensmitteln und Karies, ohne dabei aber den Wirkmechanismus zu erkennen, der von ihm postulierte „Aktivator X", mit dessen Hilfe Karies ohne zu bohren behandelbar war, wurde erst

2007 als die Kombination von Vitamin K2 mit Vitamin D erkannt.

Bedarf:

Eine offizielle DGE-Bedarfsempfehlung für Vitamin K2 gibt es nicht, der Bedarf wird in Publikationen zur Zeit mit 60–80 µg pro Tag angegeben, bei therapeutischer Anwendung 2–10 mg.[43] Im Handel befindliche reine Vitamin-K2-Produkte enthalten zwischen 100 und 200 µg Wirkstoff.

Einschätzung seitens der Fachwelt:

Bei der Indikation „Osteoporose" ist ein therapeutischer Nutzen sehr wahrscheinlich und mit Studien belegbar. Bei der Indikation „Arteriosklerose" ist ein Nutzen möglich, aber noch nicht belastbar bewiesen. Ähnliches gilt für die Anwendung bei Mucoviszidose, Alzheimer, Organtransplantationen, Hautfalten, Krampfadern und rheumatoider Arthritis.

Wer sich intensiver mit diesem Vitamin befassen möchte, dem sei die Lektüre des Buches von Joseph Pies sehr empfohlen: *„Vitamin K2: vielseitiger Schutz vor chronischen Krankheiten"*.[40]

5.6.1.3 *Curcuma*

Curcuma-Botanik

Als Curcuma oder Gelbwurz bezeichnet man den Wurzelstock (genauer: die Rhizome) der Gelbwurz (botanisch: *Curcuma longa*) aus der Familie der Ingwergewächse (Zingiberaceae). In Curcuma sind bis zu 5 % ätherische Öle enthalten sowie maximal 3 % Curcumin. Es wird hauptsächlich als Gewürz angewendet, es ist einer der Bestandteile des Currys. Auch als Färbemittel spielt es eine Rolle. Hauptanbaugebiet ist Indien.

Die Wirkungen von Curcuma

Seit ein paar Jahren wird man immer mehr aufmerksam auf medizinische Wirkungen des Curcuma, das schon seit 4000 Jahren Bestandteil der ayurvedischen Medizin Indiens ist. Der Inhaltsstoff Curcumin ist Gegenstand diverser medizinischer Untersuchungen und Studien. Von den derzeit 16.200 Veröffentlichungen in der medizinischen Datenbank *pubMed* sind allein 13.000 in den letzten zehn Jahren erschienen.

Die Wirkung auf Gallenfluss und Leberaktivität ist lange bekannt, ebenso bei Entzündungen und bei Arthrose. In der Fachwelt wird derzeit aber die Wirkung bei verschiedenen Krebsarten, Entzündungen, Arthrose, Alzheimer und die antioxidative Wirkung sehr kontrovers diskutiert, die jeweiligen Fachgesellschaften sind oft kritisch und halten sich bedeckt. Viele Tierversuche oder Versuche an isolierten Zellen zeigten allerdings erfreuliche Ergebnisse und deuten auf eine mögliche Wirkung hin. Inwieweit sich die euphorischen Erwartungen verifizieren lassen, werden die folgenden Jahre zeigen. Vielen anderen Stoffen, wie z. B. den Omega-Fettsäuren, wurden zu Beginn der Forschungsarbeiten ebenfalls die therapeutische Relevanz abgesprochen. Heute spricht niemand mehr von den Zweifeln an der medizinischen Evidenz.

Einschätzung seitens der Fachwelt:

In Fachkreisen wird die Verwendung von Curcuma bzw. Curcumin kritisch gesehen, die Diskussion ist sehr kontrovers. Fakt ist, dass die Bioverfügbarkeit des Curcumin nicht hoch und an das Vorhandensein eines Fettes gebunden ist, es müssen also hohe Dosen verabreicht werden, die durch Nahrungsergänzung üblicherweise nicht zu erreichen sind. Pfefferextrakte erhöhen die Aufnahme, sind aber selbst risikobehaftet. Die veröffentlichten Studien und Metastudien konnten besonders im Zusammenhang mit Krebserkrankungen noch keinen signifikanten Effekt beobachten.[50]

5.6.1.4 Magnesium

Was ist Magnesium?

Magnesium ist ein hellsilbrig glänzendes, brennbares Erdalkalimetall, das in gediegener Form in der Natur wegen seiner hohen Reaktionsfähigkeit nicht vorkommt. Es ist etwa ein Drittel leichter als Aluminium.

Vorkommen

Magnesium bildet Mineralien und erscheint hauptsächlich als Carbonat, Silikat, Chlorid und Sulfat. Es ist eines der häufigsten chemischen Elemente und kann beispielweise in Form von Dolomit sogar gebirgsbildend sein (der Name „Dolomiten“ weist darauf hin). Zusammen mit Calcium verursacht es in gelöster Form die sogenannte Wasserhärte. Pro Kubikmeter Meerwasser ist davon mehr als 1 kg enthalten. Im Chlorophyll, dem grünen Farbstoff der Pflanzen, ist es zu etwa 2 % enthalten, es bildet das Zentralatom dieses Moleküls.

Funktionen von Magnesium

Magnesium gehört zu den essenziellen Substanzen im Stoffwechsel. Ca. 600 Enzyme benötigen es als Aktivator, an ungefähr 80 % aller bekannten Stoffwechselprozesse ist Magnesium beteiligt.[41] Besonders die „Kraftwerke der Zellen", die Mitochondrien, benötigen Magnesium für den Energiestoffwechsel. Es spielt auch eine Rolle in der Reizleitung von Nerven und Muskeln, der Wadenkrampf sei hier als eine typische Mangelerscheinung genannt. Vitamin D wirkt nicht ohne das gleichzeitige Vorhandensein von Magnesium. Es ist wichtig bei der Aktivierung der Transportform des Vitamin D zur Wirkform (siehe Seite 143). Vitamin D und Magnesium verstärken einander also gegenseitig in vielen Stoffwechselprozessen.

Im Körper liegt Magnesium meist im Knochen gebunden vor, die Gesamtmenge beträgt etwa 20–25 g[43] (zum Vergleich: Calcium 1000 g). 50–70 % davon sind im Knochen, 29–49 % in Organen und nur ca. 1 % im Blutserum enthalten. Magnesium spielt eine Rolle bei der Knochenfestigkeit: Für den Körper sind die Knochen ein Magnesiumspeicher, und bei Unterversorgung löst er Magnesium aus dem Knochen heraus, was eine Abnahme der Knochenfestigkeit zur Folge haben kann. Insofern ist bei Osteoporose auch stets eine Substitution von Magnesium vorteilhaft.

Bedarf

Die Zufuhrempfehlung beträgt für einen Erwachsenen etwa 300–350 mg/Tag. Die Gabe als organisches Salz in Form von z. B. Aspartat, Gluconat oder Citrat bringt nach neueren Studien keinen Vorteil in Form einer höheren Aufnahmemenge, lediglich die Aufnahmegeschwindigkeit ist höher. Die Aufnahmemenge ist hauptsächlich abhängig von den magnesiumtransportierenden Proteinen.

Einschätzung seitens der Fachwelt

Da die üblichen Serumuntersuchungen relativ unempfindlich sind, wird ein Magnesiummangel oft nicht erkannt. Hinzu kommt, dass Mangelsymptome eher unspezifisch sind und auf viele andere Erkrankungen hindeuten können. Insoweit ist eine prophylaktische Gabe von Magnesium in jedem Fall vorteilhaft, jedoch nicht in Hochdosen, da die Aufnahmequote dann sinkt.

5.6.1.5 *Omega-Fettsäuren*

Fett ist ein fester Bestandteil der Ernährung und als Energieträger nahezu unverzichtbar. Kaum eine andere Lebensmittelkomponente konserviert so viel Energie pro Gewicht wie Fett. 1 Liter eines Speisefetts enthält ca. 9000 kcal, Eiweiß und Kohlenhydrate gerade einmal gut die Hälfte.

Was sind Omega-Fettsäuren?

Ein Fett besteht chemisch aus einem Molekül Glycerin und drei Molekülen Fettsäure. Diese Fettsäuren, ihre Eigenschaften und Aufgaben im Stoffwechsel sind schon seit vielen Jahren Beobachtungsgegenstand der Ernährungsmediziner, ausgehend von der Frage: Warum gibt es bei den Inuit nicht wesentlich mehr Erkrankungen, die mit dem übermäßigen Verzehr von Fett zusammenhängen, so wie man es aus den Gesellschaften mit „westlicher“ Lebensart schon seit Jahren kennt?

Fettsäuren sind lange Kohlenwasserstoffketten mit 8 bis 24 Kohlenstoffatomen, deren Länge immer in Zweierschritten steigt. Dies hängt mit dem Grundbaustein *AcetylCoA* (Acetyl-Coenzym A) zusammen, das aus zwei Kohlenstoffatomen besteht: die *AcetylCoA*-Moleküle werden beim Aufbau der Fettsäuren wie eine Perlenkette aneinandergereiht. Es gibt ungesättigte und gesättigte Fettsäuren. Das heißt, dass es zwischen den Kohlenstoff-Atomen unterschiedliche Arten der chemischen Bindung gibt: einfache (= gesättigte) Bindungen und zweifache (= ungesättigte) Bindungen. Die Zweifachbindungen sind chemisch stark reaktiv, sie sind eine Art „Sollbruchstelle" in der Kette. Die Position der ersten Doppelbindung in der Kette wird mit einer Zahl bezeichnet, das Kettenende bezeichnet man mit dem griechischen Buchstaben Omega (ω). Omega-3 bedeutet also: Die Doppelbindung befindet sich am 3. Kohlenstoffatom, vom Ende her gezählt.

Essenzielle und nichtessenzielle Fettsäuren

Als essenziell bezeichnet man einen Stoff, den der Körper nicht selbst produzieren kann, auf dessen Zufuhr er also angewiesen ist. Omega-3- und Omega-6-Fettsäuren sind essenziell, nicht hingegen die Omega-9-Fettsäuren. Von Bedeutung sind die Omega-3-Fettsäuren Docosahexaensäure (DHA) und Eicosapentaensäure (EPA) sowie die Gamma-Linolensäure, eine Omega-6-Fettsäure.

Vorkommen

Die oben genannten Omega-3-Fettsäuren DHA und EPA kommen hauptsächlich in fettem Fisch vor, die pflanzliche

Alpha-Linolensäure (ALA) in Leinöl, die Gamma-Linolensäure in Borretschsamenöl und Nachtkerzenöl. Alpha-Linolensäure kann zu einem geringen Anteil in EPA umgewandelt werden, hat aber noch weitere Wirkungen. Als vegane Alternative kommen EPA und DHA in einigen Algenarten vor. In der heute üblichen Ernährung sind Omega-6-Fettsäuren deutlich stärker vertreten als Omega-3-Fettsäuren.

Wirkungen von Omega-3-Fettsäuren

Omega-3-Fettsäuren haben im Stoffwechsel vielfältige Funktionen: Sie sind Bestandteil der Zellmembran, und sie sind an der Immunreaktion beteiligt; bekannt ist besonders ihre antientzündliche Wirkung. Ein wichtiger Faktor für das Entzündungsgeschehen ist die Omega-6-Fettsäure Arachidonsäure, aus der im Stoffwechsel die Entzündungsbotenstoffe Prostaglandin und Leukotriene entstehen. Wird das Enzym, das Arachidonsäure bildet, besetzt durch sehr ähnliche Omega-3-Fettsäuren, so kann keine Arachidonsäure entstehen, und folglich reduziert sich das Entzündungsgeschehen. Die thrombozytenaggregationshemmende Wirkung und die Wirkung bei Herzrhythmusstörungen sowie die Minderung des plötzlichen Herztods sind weitere unstrittige Indikationen. Ganz nebenbei unterstützen diese Fettsäuren auch den Knochenbau und die Hautstruktur und schützen vor Arteriosklerose. Die Health-Claims-Verordnung gestattet sogar gesundheitsbezogene Aussagen zu Immunmodulation, Gefäßschutz, Nervensystem und Erinnerungsvermögen.

Wirkungen von Omega-6-Fettsäuren

Omega-6-Fettsäuren regulieren das Entzündungsgeschehen. Sie bilden sowohl entzündungshemmende als auch entzündungsfördernde Substanzen; aus ihnen wird die im Immunprozess äußerst wichtige Arachidonsäure gebildet (siehe oben).

Bedarf

Eine offiziell empfohlene Zufuhrmenge gibt es nicht, üblicherweise wird etwa 2 g pro Tag als ausreichend angesehen.

Einschätzung seitens der Fachwelt

Die Wirksamkeit bei Herzrhythmusstörungen und die Minderung des plötzlichen Herztods sind überzeugend, die antidepressive und angstlösende Wirkung hinreichend belegt. Bei ausreichend hoher Dosierung und langer Einnahmedauer (länger als 12 Monate) konnten Rheumatiker ihre Schmerzmitteldosierung um 40 % reduzieren. Die Richtigkeit der Wirkungsbeobachtungen bei prophylaktischer Gabe wird immer deutlicher, sodass kaum verständlich ist, warum Omega-3-Fettsäuren nicht schon längst Standardtherapeutika der Kardiologie sind.

5.6.2 Mumijo mit Zink und Gletschermilch

Eine auf den ersten Blick ungewöhnliche Kombination ist die von Mumijo mit Gletschermilch. Als Gletschermilch bezeichnet man ein mikrofeines Granitsandpulver, das im milchig aussehenden Schmelzwasser von Gebirgsgletschern enthalten ist und dem als „Ursteinpulver" sehr besondere – auch energetische! – Eigenschaften nachgesagt werden. Es ist ein sehr feines Pulver mit großer Oberfläche und entsprechend guten Adsorptions- und Ionentausch-Eigenschaften.

Die Magensäure löst chemisch gebundene Stoffe aus dem Silikat-Grundgerüst heraus und wird dadurch selbst gebunden oder neutralisiert. Die verbleibenden „leeren" Silikate sind dann in der Lage, im Darm Schadstoffe zu binden. Die Mischung hat auch eine Wirkung auf das Mikrobiom und unterstützt somit das Immunsystem auf vielerlei Weise.

Ergänzt wird das Wirkspektrum durch Zink, über dessen zelluläre Wirkungen auf das Immunsystem und den Knochenbau bereits in Kapitel 4.1.3 und 4.1.6 (Seite 68 und 87) berichtet wurde. Insofern ist die ungewöhnlich erscheinende Kombination dieser drei Komponenten eigentlich sehr gut zueinander passend und synergistisch.

5.6.3 Mumijo-Sirup auf Xylit-Basis

Ein neuartiges Produkt am Markt ist die moderne Neuinterpretation der klassischen Mumijo-Honig-Therapie (siehe unten), die, wenn sie mit Honig schlechter Qualität ausgeführt wird, für Diabetiker problematisch sein kann. Statt Honig wird ein Xylitsirup verwendet. Xylit ist ein sogenannter mehrwertiger Zuckeralkohol, der kaum blutzuckersteigernd wirkt und kalorienarm ist. Es enthält nur etwa die Hälfte der Kalorien von Haushaltszucker bei gleicher Süße, als zahnschonende Komponente wird es bereits seit Jahrzehnten bei Kaugummis und zuckerfreien Lebensmitteln eingesetzt.

Durch das Xylit wird nicht nur eine sirupartige Konsistenz erzeugt, sondern zusätzlich auch eine lange Haltbarkeit erreicht, denn das Bakterien- und Pilzwachstum wird gehemmt. Hinzu kommt der bekannte antioxidative Schutz der gesamten „Bodymatrix" durch Vitamin E, das in der Kombination sowohl den Körper vor oxidativem Stress schützt als auch die Substanzen vor oxidativem Zerfall. Der große Vorteil gegenüber einer Mumijo-Standardkapsel ist die mittels Dosierspritze mögliche sehr genaue und variable Dosierung sowohl für Menschen als auch für Tiere. Ein weiterer schöner Nebeneffekt ist, dass Xylit zusammen mit verschiedenen Bio-Aromen den etwas „schwierigen" Geschmack von Mumijo kaschiert. Die Anwendungsgebiete entsprechen denen der klassischen Mumijo-Therapie und sind mit großem Erfolg an ca. 1300 Freiwilligen getestet worden.[45]

5.7 Mumijo-Manukahonig-Kombination

Eine weitere, sehr hochwertige und sinnvolle Neuinterpretation der klassischen Mumijo-Honig-Therapie ist die Variante mit neuseeländischem Manukahonig, der gegenüber allen anderen Honigen große Besonderheiten aufweist, die sich ideal mit Mumijo kombinieren lassen.

5.7.1 Manukahonig

Die Maori verwenden schon seit Menschengedenken Manukahonig gegen Magen-Darm-Leiden, Erkältungen, Blasenleiden und Hautkrankheiten sowie bei Wunden. Um Manukahonig hat es in den letzten Jahren einen regelrechten Hype gegeben, ihm wurden fast sagenhafte Wirkungen nachgesagt.

Manuka-Botanik

Der Manuka-Baum (botanisch *Leptospermum scoparium*, Familie Myrtaceae/Myrtengewächse), auch Südseemyrte oder Neuseelandmyrte genannt, ist ein 6–8 m hoher Baum. Er bevorzugt nährstoffarme Standorte an offenen Hängen, Flussufern und Waldrändern. Er ist botanisch ein naher Verwandter des Teebaums und eine auf Neuseeland und im Süden Australiens überall vorkommende Pflanze. Manuka enthält ein ätherisches Öl (Manukaöl), das ähnlich wie Teebaumöl antibakteriell und antiseptisch wirkt.[46]

Gewinnung

Der Honig entsteht aus dem Nektar der Manukablüte, der von Bienen gesammelt wird. Hierbei gibt es allerdings eine Besonderheit, die nur Manukahonig hat und die bislang bei keinem anderen Honig bekannt ist. Sie wurde von Forschern der Universität Dresden eher zufällig entdeckt:

Die Besonderheiten von Manukahonig

Honig setzt sich allgemein (mit starken Schwankungen je nach Nahrungsangebot der Bienen) zusammen aus je 20–45 % Glucose und Fructose, ca. 20 % Wasser, ca. 7 % Disacchariden (Zweifachzucker), wie z. B. Saccharose oder Maltose. Des Weiteren sind je nach Nahrungsangebot Pollen, Mineralstoffe, Proteine und Enzyme, freie Aminosäuren, Farb- und Aromastoffe enthalten. Die antibiotische Wirkung von „normalem“ Honig ist unter anderem bedingt durch den hohen Zuckergehalt des Honigs, der osmotische Druck führt zu einer bakteriziden Wirkung.[48] Manukahonig verfügt über den oben genannten physikalischen Effekt hinaus über eine Besonderheit: Durch das enthaltene Bakterium *Gluconobacter* entsteht im Darm der Biene während der Verdauung des Nektars über einige Zwischenstufen aus Zucker Methylglyoxal (MGO), eine sehr stark bakteriostatisch und bakterizid wirkende Substanz. Es bildet sich in Konzentrationen von 700–1000 mg pro kg Honig, was eine unglaublich hohe Konzentration ist. Üblich ist bei einigen wenigen Lebensmitteln ein MGO-Gehalt von 2–20 mg/kg. Warum dieser Prozess nur bei Manuka und in diesem Umfang stattfindet, ist bis heute noch nicht geklärt.

MGO wirkt außerdem zelltoxisch, gegen Pilze und Hefen und gegen isolierte Krebszellen. Interessant sind auch Hinweise,[51, 52] dass Manukahonig gegen *Helicobacter* wirksam ist, ein gastritisförderndes Bakterium, das derzeit mit Antibiotika behandelt wird.

Kombination mit Mumijo

Die volksmedizinischen Anwendungen beider Substanzen bilden eine erhebliche Schnittmenge. Die Kombination von Manuka mit Mumijo ist besonders für das entzündungshemmende und antibakterielle sowie das schleimhautprotektive Wirkspektrum von Mumijo eine gute und sehr sinnvolle Ergänzung. Mumijo löst sich zwar etwas schwierig im Honig und führt aufgrund seiner wasserentziehenden Eigenschaft zum Auskristallisieren. Mit ein wenig zugesetztem energetisiertem Gebirgsquellwasser lässt sich dieser Effekt aber handhaben und die zähflüssige Lösung mittels Dosierspender gut und sicher dosieren.

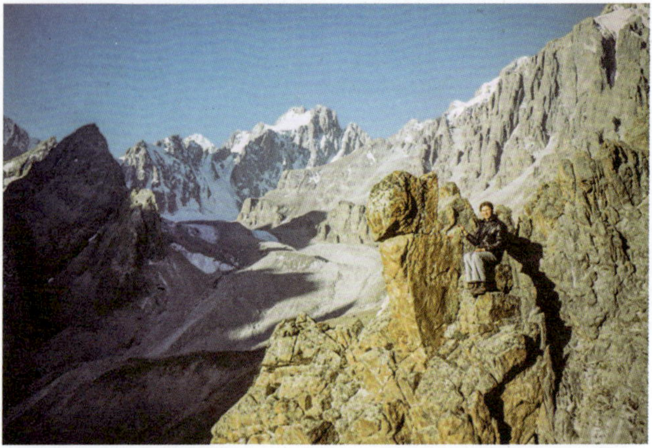

Abbildung 24: Mumijo wird auch in sehr großen Höhen gefunden

6

Nachwort

Mit diesem Buch hoffe ich ein Beitrag dazu zu leisten, eine volksmedizinisch breit aufgestellte Substanz ins Bewusstsein des interessierten Lesers zu holen und die medizinisch fundierten Anwendungsgebiete zu dokumentieren, soweit das zur Zeit möglich ist. Nach Abschluss der Arbeiten an der jetzigen Auflage muss ich gestehen, selbst überrascht zu sein, wie weit die wissenschaftliche Erforschung von Mumijo gediehen ist, welche enormen Fortschritte in den letzten fünfzehn Jahren gemacht wurden – aber auch, wie immer noch sehr grundlegende Fragen wie z. B. die der Herkunft und der Entstehung auf eine Klärung warten. Mumijo ist ein Paradebeispiel dafür, wie viel man an Wissen zusammentragen kann, und wie wenig Erkenntnis daraus generierbar ist. Es ist wie ein sehr großes Puzzle.

Ich bin gespannt auf die nächsten Jahre und beobachte weiter!

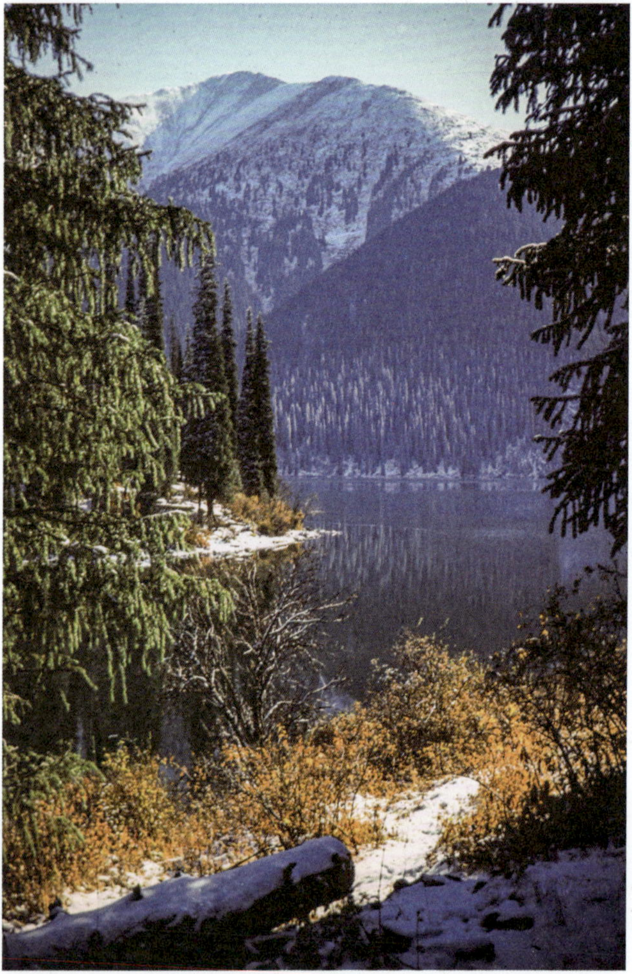

Abbildung 25: Nationalpark Region Osh

Literaturverzeichnis

Zu Kapitel 1, Einführung

[1] Benno R. Meyer-Hicken: *Über die Herkunft der „Mumia" genannten Substanzen und ihre Anwendung als Heilmittel.* Inauguraldissertation, Kiel 1978

[2] Shakirov, Adyl S.: *Mumijo in der Therapie der Knochenfrakturen.* Monographie. Hrsg.: Gesundheitsministerium der Republik Usbekistan, Usbek. Wissenschaftliches Institut f. Traumatologie und Orthopädie der Universität Taschkent

[3] Anonymus: *Mumiai oder Silajit, auch Silajatu, Khatmold Maulai genannt*, vgl. dazu Gehes Codex Dresden 1910, 232 und 323

[4] *Diverse Autoren: Merck Index.* 3. Auflage 1910, S. 341

[5] *Der Apothekerpraktikant.* 2. Auflage 1939, S. 662

[6] Pommerening, T: *Ein fragwürdiges Medikament.* DAMALS 8-2007 S. 70–73

[7] Gupta, S.H., Stapelfeld, E.: *Ayurveda Medizin.* 3. Auflage, Thieme-Verlag 2019

[8] Mendelssohn, S.: *Historical aspects of mummy in pharmacy and medicine.* Am J Pharm Sci Support Public Health. 1952 Feb;124(2):53-63. PMID: 14914860

Zu Kapitel 2, Die Substanz

[10] Keusgen, M: *Das Geheimnis der Mumie.* Pharm. Ztg. 160. Jg, Nr. 26, S. 59-61

[11] https://www.youtube.com/watch?v=snHuiH1ZTlM (QR-CODES s. Seite 183f.), aufgerufen am 15.12.2020

https://www.youtube.com/watch?v=9xZIgt_50aQ, aufgerufen am 15.12.2020

https://www.youtube.com/watch?v=99Cy8crmfj4, aufgerufen am 15.12.2020

[12] https://www.youtube.com/watch?v=h6Y-7o8xzMSQ&t=42s, aufgerufen am 15.12.2020

[13] Ghosal, S, Muruganandam, A: *Fulleren-DBP Conjugates, their occurance in meteorites ammonites and Shilajit and aplli-cation in systemic drugs.* J. Ind. Chem. Soc. 85(9):911-919

[14] Aiello A, Fattorusso E, Menna M, Vitalone R, Schröder HC, Müller WE.:*Mumijo traditional medicine: fossil deposits from antarctica (chemical composition and beneficial bioactivity).* Evid Based Complement Alternat Med. 2011;2011:738131. doi: 10.1093/ecam/nen072. Epub 2010 Sep 15. PMID: 18996940; PMCID: PMC3139983

[14a] www.wikipedia.de; aufgerufen am 15.12.2020

[15] Ding R, Zhao M, Fan J, Hu X, Wang M, Zhong S, Gu R: *Mechanisms of generation and exudation of Tibetan medicine Shilajit (Zhaxun).* Chin Med. 2020, Jun 29;15:65. doi: 10.1186/s13020-020-00343-9. PMID: 32612671; PMCID: PMC7322889

[16] Fan JY, Ding R, Zhao MM, Wang M, Gu R, Zhong SH: *Geological distribution of exudation and storage area of Tibetan medicine Zha-xun in Sichuan province based on GIS.* Zhongguo Zhong Yao Za Zhi. 2020 Aug;45(15):3631-3641. Chinese. doi: 10.19540/j.cnki.cjcmm.20200527.103. PMID: 32893552

[17] Djenchorov, D.D.: *Mumijo.* Tagungsbeitrag / Vortrag Bishkek 1995

[18] Zoller, A., Nordwig,H.: *Heilpflanzen der ayurvedischen Medizin.* Haug-Verlag Heidelberg

[19a] Zhao MM, Gu R, Fan JY, Zeng Y, Cao Y, Wang WQ, Zhong SH, Mi P: *(Research progress of Tibetan medicine „Zha-xun").* Zhongguo Zhong Yao Za Zhi. 2018 Apr;43(8):1554-1562. Chinese. doi: 10.19540/j.cnki.cjcmm.20180122.001. PMID: 29751700

[19b] Lal VK, Panday KK, Kapoor ML: *Literary support to the vegetable origin of shilajit.* Anc Sci Life. 1988 Jan;7(3-4) 145-148. PMID: 22557605; PMCID: PMC3336633

Zu Kapitel 3, Inhaltsstoffe

[20] Garedew A, Feist M, Schmolz E, Lamprecht I: *Thermische Analyse von Mumiyo, dem legendären Volksheilmittel aus der Himalaya-Region. Thermochimica Acta.* 2004; 417 (2): 301–309

[21] Ghosal S, Reddy JP, Lal VK: *Shilajit I: chemical constituents.* J Pharm Sci. 1976 May;65(5) 772-773. doi:10.1002/jps.2600650545. PMID: 932958

[22] Ghosal S, Lal J, Kanth R, Kumar Y: *Similarities in the core structures of shilajit and soil humus.* Soil Biol Biochem. 1993 Mar;25(3) 377-381. doi:10.1016/0038-0717(93)90137-z. AGR:IND93032929

[23] Ghosal S, Lal J, Singh SK: *The core structure of shilajit humus.* Soil Biol Biochem. 1991;23(7) 673-680. doi:10.1016/0038-0717(91)90082-u. AGR:IND92008392

[24] Liiv, M.E., Muurisepp, A.M., Gruner, E.G.: *Study of the composition of ethanolic extracts of natural Mumio by chromatographic mass spektrometry.* Zh. Anal. Kim. 49(3)315-318 (1994)

[25] These, A: *Strukturelle Charakterisierung von Fulvinsäure-Molekülen mittels LC-MS/MS: Hinweise zu Quellen, Bildung und Reaktivität.* Dissertation, TU Berlin 2005

[26] Fooken, U.: *Huminsäuren in Oberflächensedimenten der Nordsee-Indikatoren für einen terrestrischen Eintrag?* Dissertation Universität Oldenburg / Ol. 1999

[27] Rashid, M.A.: *Geochemistry of marine Humic Compunds.* Springer-Verlag, Berlin

[28] Hatcher, P.G., Maciel, G.E., Dennis, L.W.: *Aliphatic structure of humic acids, a clue to their origin.* Org. Geochem. 3:43–48 (1981)

[29] Hatcher, P.G., Orem, W.H.: *Structural relationships among humic Substances marine and estuarine sediments as declinated by CP/MAS 13C-NMR.* GEOC, Abstract of papers, National meeting of the Am. Soc. Chem., Paper 39

[30] Collins, M.J., Bishop, A.N., Farrimond, P.: *Rebirth oft he classical condensation pathway for kerogen formation?* Geochim cosmochim. Acta 59:2387-2391 (1995)

[31] Weber, R.L.: *Soil humic substances.* www.messiah.org / p13470.htm, aufgerufen am 15.12.2020

[32] Narbekov, O.N., Kortchubekov, B.K.: *Method of Preparation of a foodstuff* Russ Patent 2001584 N5038321/123 Oct 30. 1993

Zu Kapitel 5, Zubereitungsformen

[40] Pies, J.: *Vitamin K2: vielseitiger Schutz vor chronischen Krankheiten.* 7. Aufl., VAK-Verlag Freiburg (2019) ISBN 978-386731-102-1

[41] Gröber, U., Holick, M.F.: *Vitamin D - Die Heilkraft des Sonnenvitamins.* 4.Aufl., Wiss. Verlagsges. Stuttgart (2020), ISBN 978-38047-3875-1

[42] Jie, K.S., Bots, M.L., Vermeer, C. Wittemann, C., Grobbee, D.E.: *Vitamin K: status and bone mass in women with and without aortic artherosclerosis: a populatuion based study.* in Calif. Tissue Int. (1996) Band 59, Nr. 5, Seite 352–356

[43] Schmiedel, V.: *Nährstofftherapie.* 4. Aufl., Thieme-Verlag (2019)

[44] Deutsche Gesellschaft für Ernährung e. V. (Hrsg): *Vitamin D und Prävention ausgewählter chronischer Krankheiten.* Bonn 2011 Quelle: https://www.dge.de/fileadmin/public/doc/ws/stellungnahme/DGE-Stellungnahme-VitD-111220.pdf, aufgerufen am 8.12.2020 (QR-CODE siehe Seite 183 f.)

[45] persönliche Mitteilung Massagetherapeut Marco Wader, Waiblingen 2020

[46] Wikipedia-Abfrage „Manuka", aufgerufen am 6.1.2021

[48] Heuer, D., Heuer L., Saalfrank, V.: *Manuka Honig.* Dt ApothZ. (2011) Nr 25 S. 73

[49] *Mit goldgelbem Saft gegen Bakterien.* KONTAKT-online, Camous und Forschung TU Dresden 2/2006 Alumni.tu.dresden.de/magazin, aufgerufen am 6.12.2020

[50] Tomeh MA, Hadianamrei R, Zhao X: *A Review of Curcumin and Its Derivatives as Anticancer Agents.* Int J Mol Sci. 2019 Feb 27;20(5). pii: E1033. doi: 10.3390/ijms20051033

[51] Al Somal N, Coley KE, Molan PC, Hancock BM: *Susceptibility of Helicobacter pylori to the antibacterial activity of manuka honey.* J R Soc Med. 1994 Jan;87(1):9-12. PMID: 8308841; PMCID: PMC1294271

[52] McGovern DP, Abbas SZ, Vivian G, Dalton HR. *Manuka honey against Helicobacter pylori.* J R Soc Med. 1999 Aug;92(8):439. doi: 10.1177/014107689909200832. PMID: 10656024; PMCID: PMC1297341

[53] Samarghandian S, Farkhondeh T, Samini F: *Honey and Health: A Review of Recent Clinical Research.* Pharmacognosy Res. 2017, Apr-Jun;9(2):121-127. doi: 10.4103/0974-8490.204647. PMID: 28539734; PMCID: PMC5424551

Zu Kapitel 4, Die Wirkungen von Mumijo

[55] S. Ghosal, B. Mukherjee, and S. K. Bhattacharya: *Shilajit — a comparative study of the ancient and the modern scientific findings. Indian Journal of Indigenous Medicine*, vol. 17, pp. 1–10, 1995

[56] Agzamov RA, Arifkhanova SI, Vakhidova GA.: *Mumie as a pathogenetic agent in the treatment of tuberculosis.* Probl Tuberk. 1988; (7):49-52. Russian. PMID: 3265209

[57] P. Mittal, D. Kaushik, V. Gupta, P. Bansal, and S. Khokra: *Therapeutic potencial of "Shilajit Rasayana" — A Review. International Journal of Pharmaceutical and Clinical Research,* vol. 1, no. 2, pp. 47–49, 2009

[58] Bhaumik S, Chattapadhay S, Ghosal S: *Effects of Shilajit on mouse peritoneal macrophages.* Phytother Res. 1993; 7: 425–427

[59] Ghosal S: *Chemistry of Shilajit, an immunomodulatory Ayurvedic rasayan.* Pure Appl Chem (IUPAC) 1990; 62: 1285–1288

[60] Govindarajan R, Vijayakumar M, Pushpangadan P: *Antioxidant approach to disease management and the role of 'Rasayana' herbs of Ayurveda.* J Ethnopharmacol. 2005 Jun 3;99(2):165-78. doi: 10.1016/j.jep.2005.02.035. Epub 2005 Apr 26. PMID: 15894123

[61] Bhattacharya SK, Bhattacharya A, Chakrabarti A: *Adaptogenic activity of Siotone, a polyherbal formulation of Ayurvedic rasayanas.* Indian J Exp Biol. 2000 Feb;38(2) 119-128. PMID: 11218827

[62] Wal P, Wal A, Gupta S, Sharma G, Rai A: *Pharmacovigilance of herbal products in India.* J Young Pharm. 2011 Jul;3(3) 256-258. doi:10.4103/0975-1483.83780. PMID: 21897669; PMCID: PMC3159283

[63] Wilson E, Rajamanickam GV, Dubey GP, Klose P, Musial F, Saha FJ, Rampp T, Michalsen A, Dobos GJ: *Review on shilajit used in traditional Indian medicine.* J Ethnopharmacol. 2011 Jun 14;136(1):1-9. doi: 10.1016/j.jep.2011.04.033. Epub 2011 Apr 20. PMID: 21530631

[64] Agarwal SP, Khanna R, Karmarkar R, Anwer MK, Khar RK: *Shilajit: a review.* Phytother Res. 2007 May;21(5):401–5. doi: 10.1002/ptr.2100. PMID: 17295385

[65] Shakirov DSh: *Sravnitel'naia otsenka antibakterial'nykh svoĭstv lekarstvennogo sredstva mumie i penitsillina (Comparative evaluation of antibacterial properties of the medicinal drug mumie and penicillin).* Antibiotiki. 1967 Mar;12(3):248-51. Russian. PMID: 4969791.

[66] Dashtdar M, Dashtdar MR, Dashtdar B, Shirazi MK, Khan SA: *In-Vitro, Anti-Bacterial Activities of Aqueous Extracts of Acacia catechu (L.F.) Willd, Castanea sativa, Ephedra sinica stapf and shilajita mumiyo Against Gram Positive and Gram Negative Bacteria.* J Pharmacopuncture. 2013 Jun;16(2) 15-22. doi:10.3831/kpi.2013.16.014. PMID: 25780663; PMCID: PMC4331960

[67] Agzamov RA, Arifkhanova SI, Vakhidova GA: *Mumie as a pathogenetic agent in the treatment of tuberculosis.* Probl Tuberk. 1988;(7):49-52. Russian. PMID: 3265209

[68] Musthafa MS, Athaullah A, Anbumani S, Ali AJ, War M, Paray BA, Al-Sadoon MK, Muthiah SS, Kembeeram P, Harikrishnan R: *Ameliorative efficacy of bioencapsulated Chironomous larvae with Shilajit on Zebrafish (Danio rerio) exposed to Ionizing radiation.* Appl Radiat Isot. 2017 Oct;128:108-113. doi: 10.1016/j.apradiso.2017.07.002. Epub 2017 Jul 5. PMID: 28697403

[69] Cagno V, Donalisio M, Civra A, Cagliero C, Rubiolo P, Lembo D: *In vitro evaluation of the antiviral properties of Shilajit and investigation of its mechanisms of action.* J Ethnopharmacol. 2015 May 26;166:129-34. doi: 10.1016/j.jep.2015.03.019. Epub 2015 Mar 16. PMID: 25792012

[70] Rubab I, Routray I, Mahmood A, Bashir S, Shinkafi TS, Khan F, Ali S: *Mineral pitch stimulates humoral, cellular and innate immune responses in mice.* Pharm Biol. 2013 Aug;51(8):997-1007. doi: 10.3109/13880209.2013.774027. Epub 2013 Jun 10. PMID: 23750745

[71] Vucskits AV, Hullár I, Bersényi A, Andrásofszky E, Kulcsár M, Szabó J: *Effect of fulvic and humic acids on performance, immune response and thyroid function in rats.* J Anim

Physiol Anim Nutr (Berl). 2010 Dec;94(6):721–8. doi: 10.1111/j.1439-0396.2010.01023.x. PMID: 21073632

[72] Shahriari M, Zare F, Nimrouzi M: *The Curative Role of Bitumen in Traditional Persian Medicine.* Acta Med Hist Adriat. 2018 Dec;16(2):283-292. doi: 10.31952/amha.16.2.6. PMID: 30488706

[73] Acharya SB, Frotan MH, Goel RK, Tripathi SK, Das PK: *Pharmacological actions of Shilajit.* Indian J Exp Biol. 1988 Oct;26(10):775-7. PMID: 3248832

[74] Kizaibek M: *(Research advances of Tasmayi).* Zhongguo Zhong Yao Za Zhi. 2013 Feb;38(3):443–8. Chinese. PMID: 23668027

[75] Zhernov YV, Konstantinov AI, Zherebker A, Nikolaev E, Orlov A, Savinykh MI, Kornilaeva GV, Karamov EV, Perminova IV: *Antiviral activity of natural humic substances and shilajit materials against HIV-1: Relation to structure.* Environ Res. 2020 Oct 14:110312. doi: 10.1016/j.envres.2020.110312. Epub ahead of print. PMID: 33065073; PMCID: PMC7554000

[76] Mohan S, Elhassan Taha MM, Makeen HA, Alhazmi HA, Al Bratty M, Sultana S, Ahsan W, Najmi A, Khalid A: *Bioactive Natural Antivirals: An Updated Review of the Available Plants and Isolated Molecules.* Molecules. 2020 Oct;25(21). doi:10.3390/molecules25214878. PMID: 33105694; PMCID: PMC7659943

[77] Eladl AH, Mosad SM, El-Shafei RA, Saleh RM, Ali HS, Badawy BM, Elshal MF: *Immunostimulant effect of a mixed herbal extract on infectious bursal disease virus (IBDV) vaccinated chickens in the context of a co-infection model of avian influenza virus H9N2 and IBDV.* Comp Immunol Microbiol Infect Dis. 2020 Oct;72 101505. doi:10.10

[78] Pant K, Yadav AK, Gupta P, Rathore AS, Nayak B, Venugopal SK: *Humic acid inhibits HBV-induced autophagosome formation and induces apoptosis in HBV-transfected Hep G2 cells.* Sci Rep. 2016 Oct 6;6:34496. doi: 10.1038/srep34496. PMID: 27708347; PMCID: PMC5052648

[79] Shakirov, A.Sh.: *EFFECT OF „MUMIE“ ON BONE REGENERATION AND BLOOD ALKALINE PHOSPHATASE IN EXPERIMENTAL FRACTURES OF THE TUBULAR BONES.* Ortop Travmatol Protez. 1965 May;26:24-7. Russian. PMID: 14348079

[80] Martín-Del-Campo M, Sampedro JG, Flores-Cedillo ML, Rosales-Ibañez R, Rojo L: *Bone Regeneration Induced by Strontium Folate Loaded Biohybrid Scaffolds. Molecules.* 2019 Apr 27;24(9):1660. doi: 10.3390/molecules24091660. PMID: 31035627; PMCID: PMC6539601

[81] Marx D, Rahimnejad Yazdi A, Papini M, Towler M: *A review of the latest insights into the mechanism of action of strontium in bone.* Bone Rep. 2020 Apr 24;12:100273. doi: 10.1016/j.bonr.2020.100273. PMID: 32395571; PMCID: PMC7210412

[82] Cabrera WE, Schrooten I, De Broe ME, D'Haese PC: *Strontium and bone.* J Bone Miner Res. 1999 May;14(5):661-8. doi: 10.1359/jbmr.1999.14.5.661. PMID: 10320513

[83] Kelginbaev NS, Sorokina VA, Stefanidu AG, Ismailova VN: *Treatment of long tubular bone fractures with Mumie Assil preparations in experiments and clinical conditions.* Eksp Khir Anesteziol. 1973 Jul-Aug;18(4):31-5. Russian. PMID: 4271714

[84] Sadeghi SMH, Hosseini Khameneh SM, Khodadoost M, Hosseini Kasnavieh SM, Kamalinejad M, Gachkar L, Rampp T, Pasalar M: *Efficacy of Momiai in Tibia Fracture Repair:*

A Randomized Double-Blinded Placebo-Controlled Clinical Trial. J Altern Complement Med. 2020 Jun;26(6) 521-528. Doi:10.1089/acm.2019.0453. PMID: 32310691

[85] Das A, Datta S, Rhea B, Sinha M, Veeraragavan M, Gordillo G, Roy S: *The Human Skeletal Muscle Transcriptome in Response to Oral Shilajit Supplementation.* J Med Food. 2016 Jul;19(7):701-9. Doi: 10.1089/jmf.2016.0010. PMID: 27414521; PMCID: PMC4948208

[86] Abbasi N, Azizpour Y, Azizi M, Karimi E, Aidy A, Asadollahi K: *The effects of mumie extract on cell proliferation and enzyme expression of human osteoblast-like cells (MG63).* J Stem Cells Regen Med. 2019 Dec 24;15(2):18-23. Doi: 10.46582/jsrm.1502006. PMID: 31983854; PMCID: PMC6971378

[87] Ghiasi MS, Chen J, Vaziri A, Rodriguez EK, Nazarian A: *Bone fracture healing in mechanobiological modeling: A review of principles and methods.* Bone Rep. 2017 Mar 16;6:87-100. doi: 10.1016/j.bonr.2017.03.002. PMID: 28377988; PMCID: PMC5365304

[88] https://www.deutsche-apotheker-zeitung.de/daz-az/2017/daz-48-2017/nachruf-auf-protelos, aufgerufen am 2.1.2021 (QR-CODE siehe Seite 183 f.)

[90] Yamaguchi M: *Role of nutritional zinc in the prevention of osteoporosis.* Mol Cell Biochem. 2010 May;338(1-2):241-54. doi: 10.1007/s11010-009-0358-0. Epub 2009 Dec 25. PMID: 20035439

[91] Jiménez M, Abradelo C, San Román J, Rojo L: *Bibliographic review on the state of the art of strontium and zinc based regenerative therapies. Recent developments and clinical applications.* J Mater Chem B. 2019 Mar 28;7(12):1974-1985. doi: 10.1039/c8tb02738b. Epub 2019 Feb 27. PMID: 32254801

[92] Ghosal, S., Singh, S.K., Kumar, Y., Srivastava, R., Goel, R.K., Dey, R., Bhattacharya, S.K.: *Anti-ulceronic Activity of Fulvic Acids and 4´Methgoxy-6-Carbomethoxybiphenyl Isolated from Shilajit.* Phytotherp. Res. Vol 2 No. 4 187–191 (1988)

[93] Kühnert, M., Knauf, H.: *Huminsäuren in der oralen Anwendung* Dt. Apoth.Z. DAZ Nr. 49 (2006) 101–103

[94] Schepetkin, I., Klebnikov, A., Kwon, B.S.: *Medical Drugs from Humus Matter: Focus on Mumie.* Drug Development Research 57:140-159(2002)

[95] Koslovskaya, V.I.: *Application of Caucasian Mumie in the treatment of experimental ulcers of gastric and duodenum.* Vrach Delo(4)23–25

[96] Guzman-Martinez L, Maccioni RB, Andrade V, Navarrete LP, Pastor MG, Ramos-Escobar N: *Neuroinflammation as a Common Feature of Neurodegenerative Disorders.* Front Pharmacol. 2019;10 1008. doi:10.3389/fphar.2019.01008. PMID: 31572186; PMCID: PMC6751310

[97] Goel RK, Banerjee RS, Acharya SB: *Antiulcerogenic and antiinflammatory studies with shilajit.* J Ethnopharmacol. 1990 Apr;29(1) 95-103. doi:10.1016/0378-8741(90)90102-y. PMID: 2345464

[98] Shahjahan M, Islam I: *Preliminary evaluation of shilajit as a suspending agent in antacid suspensions.* Drug Dev Ind Pharm. 1998 Nov;24(11) 1109-1112. doi:10.3109/03639049809089957. PMID: 9876568

[99] Malekzadeh G, Dashti-Rahmatabadi MH, Zanbagh S, Akhavi Mirab-bashii A: *Mumijo attenuates chemically induced inflammatory pain in mice.* Altern Ther Health Med. 2015 Mar-Apr;21(2):42–7. PMID: 25830280

[100] Shahrokhi N, Keshavarzi Z, Khaksari M: *Ulcer healing activity of Mumijo aqueous extract against acetic acid induced gastric ulcer in rats.* J Pharm Bioallied Sci. 2015 Jan-Mar;7(1):56-9. doi: 10.4103/0975-7406.148739. PMID: 25709338; PMCID: PMC4333629

[101] Shahrokhi N, Keshavarzi Z, Khaksari Haddad M, Amirafzali F, Dabiri S, Shahrokhi N: *Protective effect of Mumiju against acetic acid-induced ulcerative colitis in rats.* Avicenna J Phytomed. 2018 Sep-Oct;8(5):457-464. PMID: 30345233; PMCID: PMC6190247

[102] Thompson JM, Mirza MA, Park MK, Qureshi AA, Cho E: *The Role of Micronutrients in Alopecia Areata: A Review.* Am J Clin Dermatol. 2017 Oct;18(5):663-679. doi: 10.1007/s40257-017-0285-x. PMID: 28508256; PMCID: PMC5685931

[103] Pandit S, Biswas S, Jana U, De RK, Mukhopadhyay SC, Biswas TK: *Clinical evaluation of purified Shilajit on testosterone levels in healthy volunteers.* Andrologia. 2016 Jun;48(5) 570-575. Doi:10.1111/and.12482. PMID: 26395129

[104] Noh S, Go A, Kim DB, Park M, Jeon HW, Kim B: *Role of Antioxidant Natural Products in Management of Infertility: A Review of Their Medicinal Potential.* Antioxidants (Basel). 2020 Oct;9(10). doi:10.3390/antiox9100957. PMID: 33036328; PMCID: PMC7600260

[105] Mishra RK, Jain A, Singh SK: *Profertility effects of Shilajit on cadmium-induced infertility in male mice.* Andrologia. 2018 Oct;50(8):e13064. doi: 10.1111/and.13064. Epub 2018 Jun 27. PMID: 29947420

[106] Park JS, Kim GY, Han K: *The spermatogenic and ovogenic effects of chronically administered Shilajit to rats.* J Ethno-

pharmacol. 2006 Oct;107(3) 349-353. Doi:10.1016/j.jep.2006.03.039. PMID: 16698205

[107] Clemesha CG, Thaker H, Samplaski MK: *‚Testosterone Boosting' Supplements Composition and Claims Are not Supported by the Academic Literature.* World J Mens Health. 2020 Jan;38(1) 115-122. Doi:10.5534/wjmh.190043. PMID: 31385468; PMCID: PMC6920068

[108] Shirani M, Saneei P, Nouri M, Maracy MR, Abbasi H, Askari G: *Associations of Major Dietary Patterns and Dietary Diversity Score with Semen Parameters: A Cross-Sectional Study in Iranian Infertile Men.* Int J Fertil Steril. 2020 Oct;14(3) 185-192. Doi:10.22074/ijfs.2020.6196. PMID: 33098384; PMCID: PMC7604709

[109] Allouche-Fitoussi D, Breitbart H: *The Role of Zinc in Male Fertility.* Int J Mol Sci. 2020 Oct 21;21(20):7796. doi: 10.3390/ijms21207796. PMID: 33096823; PMCID: PMC7589359

[110] S. Ghosal, J. Lal, S.K. Singh et al.: *Mast cell protecting effects of **shilajit** and its constituents. Phytotherapy Research*, vol. 3, no. 6, pp. 249–252, 1989

[111] S. K. Bhattacharya and A. P. Sen: *Effects of **shilajit** on biogenic free radicals. Phytotherapy Research*, vol. 9, no. 1, pp. 56–59, 1995

[112] S. Ghosal, S. Lata, Y. Kumar, B. Gaur, and N. Misra: *Interaction of **shilajit** with biogenic free radicals. Indian Journal of Chemistry B*, vol. 34, pp. 596–602, 1995

[113] Bhattacharyya, S. & Pal, Devesh & Banerjee, D. & Auddy, B. & Gupta, Amartya & Ganguly, Partha & Majumber, U.K. & Ghosal, S. (2009): *Shilajit dibenzo-α-pyrones: Mitochondria targeted antioxidants.* Pharmacologyonline. 2. 690–698

[114] Ghosal S: *Free radical oxidative stress and antioxidative defense.* Phytomedica 2000; 21(1 & 2): 1–8

[115] C. Wang, Z. Wang, A. Peng, J. Hou, and W. Xin: *Interaction between fulvic acids of different origins and active oxygen radicals. Science in China, Series C*, vol. 39, no. 3, pp. 267–275, 1996

[116] P. Mittal, D. Kaushik, V. Gupta, P. Bansal, and S. Khokra: *Therapeutic potencial of "Shilajit Rasayana" — A Review. International Journal of Pharmaceutical and Clinical Research*, vol. 1, no. 2, pp. 47–49, 2009

[117] Keller JL, Housh TJ, Hill EC, Smith CM, Schmidt RJ, Johnson GO: *The effects of Shilajit supplementation on fatigue-induced decreases in muscular strength and serum hydroxyproline levels.* J Int Soc Sports Nutr. 2019 Feb 6;16(1):3. Doi: 10.1186/s12970-019-0270-2. PMID: 30728074; PMCID: PMC6364418

[118] Meena H, Pandey HK, Arya MC, Ahmed Z: *Shilajit: A panacea for high-altitude problems.* Int J Ayurveda Res. 2010 Jan;1(1) 37-40. doi:10.4103/0974-7788.59942. PMID: 20532096; PMCID: PMC2876922

[119] Gupta, S.S., Seth, C.B., Mathur, V.S.: *Effect of Gurmar and Shilajit on body weight of young rats.* Indian J. Physiol Pharmacol.9:87–92 (1966)

[120] Surapaneni DK, Adapa SR, Preeti K, Teja GR, Veeraragavan M, Krishnamurthy S: *Shilajit attenuates behavioral symptoms of chronic fatigue syndrome by modulating the hypothalamic-pituitary-adrenal axis and mitochondrial bioenergetics in rats.* J Ethnopharmacol. 2012 Aug;143(1) 91–99. doi:10.1016/j.jep.2012.06.002. PMID: 22771318

[121] Gupta, R.C., Lawley, S., Canerdy, T.D.: *Anti Inflammatory and anti Arthritic Effiacy and Safety of purified Shilajit in moderatly arthritic dogs – forgotten Healer of the himalayas.* Research Gate publication 279746105. Hinweis: Hier wurde offensichtlich ein falscher Artikel abgelegt, denn der Inhalt passt nicht zum Titel. Zur Suche in *Researchgate* den Autor *Gupta, Ramesh. C* eingeben und obigen Artikel suchen.

[122] Schliebs R, Liebmann A, Bhattacharya SK, Kumar A, Ghosal S, Bigl V: *Systemic administration of defined extracts from Withania somnifera (Indian Ginseng) and Shilajit differentially affects cholinergic but not glutamatergic and GABAergic markers in rat brain.* Neurochem Int. 1997 Feb;30(2):181–90. doi: 10.1016/s0197–0186(96)00025-3. PMID: 9017665

[123] Tishchenko I, Riveros C, Moscato P: *Coalition Against Major Diseases. Alzheimer's disease patient groups derived from a multivariate analysis of cognitive test outcomes in the Coalition Against Major Diseases dataset.* Future Sci OA. 2016 Sep;2(3) FSO140. doi:10.4155/fsoa-2016-0041. PMID: 28031982; PMCID: PMC5137968

[124] Guzmán-Martinez L, Farías GA, Maccioni RB: *Tau oligomers as potential targets for Alzheimer's diagnosis and novel drugs.* Front Neurol. 2013 Oct;4 167. doi:10.3389/fneur.2013.00167. PMID: 24191153; PMCID: PMC3808896

[125] Carrasco-Gallardo C, Guzmán L, Maccioni RB: *Shilajit: a natural phytocomplex with potential procognitive activity.* Int J Alzheimers Dis. 2012;2012 674142. doi:10.1155/2012/674142. PMID: 22482077; PMCID: PMC3296184

[126] Calfio C, Gonzalez A, Singh SK, Rojo LE, Maccioni RB: *The Emerging Role of Nutraceuticals and Phytochemicals in the*

Prevention and Treatment of Alzheimer's Disease. J Alzheimers Dis. 2020;77(1) 33-51. doi:10.3233/jad-200443. PMID: 32651325

[127] Carrasco-Gallardo C, Farías GA, Fuentes P, Crespo F, Maccioni RB: *Can nutraceuticals prevent Alzheimer's disease? Potential therapeutic role of a formulation containing shilajit and complex B vitamins.* Arch Med Res. 2012 Nov;43(8) 699-704. doi:10.1016/j.arcmed.2012.10.010. PMID: 23131823

[128] Bhattacharya, S.K., Ghosal, S.: *Effects of shilajit on rat brain monoamines.* Phytother Res 6:1163-1164 (1992)

[129] Moghadari M, Rezvanipour M, Mehrabani M, Ahmadinejad M, Tajadini H, Hashempur MH: *Efficacy of mummy on healing of pressure ulcers: A randomized controlled clinical trial on hospitalized patients in intensive care unit.* Electron Physician. 2018 Jan 25;10(1):6140-6147. doi: 10.19082/6140. PMID: 29588812; PMCID: PMC5853986

[130] Shakirov DSh.: *Experimental treatment of infected wounds with mumie asil'.* Eksp Khir Anesteziol. 1969 Nov-Dec;14(6):36-9. Russian. PMID: 5385791

[131] Muratova KhN, Shakirov DSh: *Clinical treatment of suppurative wounds with mumie.* Khirurgiia (Mosk). 1968 Sep;44(9):122-4. Russian. PMID: 5744991.16/j.cimid.2020.101505. PMID: 32563798

[132] Tazhimametov BT, Usmanov MU, Dzhuraev KhA, Sharipov NI, Zul'fikarov Kh: *Deĭstvie mumie na zazhivlenie gnoĭnykh ran (Effect of mumie on the healing of suppurative wounds).* Klin Khir. 1987;(1):51-2. Russian. PMID: 3560681

[133] Rezvanipour M, Pourzadehhosseini F, Malekpour R, Zarabi A: *The Effect of Mummy on Some Indices of Wound Healing*

in Mice. Journal of Kerman University of Medical Sciences. 2007;14(4):267–77

[134] Wilson E, Rajamanickam GV, Dubey GP, Klose P, Musial F, Saha FJ et al.: *Review on shilajit used in traditional Indian medicine.* J Ethnopharmacol. 2011;136(1):1–9. doi: 10.1016/j.jep.2011.04.033

[135] Gardner SE, Frantz RA, Berguist S, Shin CD: *A prospective study of the pressre ulcer scale for healing (PUSH)* J Gerontol A Biol Sci Med Sci. 2005;60(1):93–7. doi: 10.1093/gerona/60.1.93

[136] Tavakoli MA, Khaksari MH, Asar SK: *Comparison of using topical mummy and phenytoin creams on skin wound healing of rats.* J babol University Med Sci. 2003;5(2):7–13

[137] Murbach TS, Glávits R, Endres JR, Clewell AE, Hirka G, Vértesi A, Béres E, Pasics Szakonyiné I: *A toxicological evaluation of a fulvic and humic acids preparation.* Toxicol Rep. 2020 Sep 14;7:1242-1254. doi: 10.1016/j.toxrep.2020.08.030. PMID: 32995299; PMCID: PMC7505752

[138] Stohs SJ: *Safety and efficacy of shilajit (mumie, moomiyo).* Phytother Res. 2014 Apr;28(4):475–9. doi: 10.1002/ptr.5018. Epub 2013 Jun 3. PMID: 23733436

[139] Velmurugan C, Vivek B, Wilson E, Bharathi T, Sundaram T: *Evaluation of safety profile of black shilajit after 91 days repeated administration in rats.* Asian Pac J Trop Biomed. 2012 Mar;2(3) 210–214. doi:10.1016/s2221-1691(12)60043-4. PMID: 23569899; PMCID: PMC3609271

[140] Anisimov, V.E., Shakirzyanova, R.M.: *Applikation of Mumie in therapeutic practice* Kazan Med J 63:65–68 (1982)

[141] Kelginbaev, N.S., Sorokina, V.A., Stefanidu, A.G., Ismailova, V.N.: *Treatment of long tubular bone fractures with Mumie asil preparations in experiments and clinical conditions.* Exp. Surg Anesthes 18:31–35 (1973)

Weitere Veröffentlichungen, die hier nicht zitiert sind (die ersten drei zu Kapitel 3):

Kiren Y, Nugroho AE, Hirasawa Y, Shirota O, Bekenova M, Narbekovich NO, Shapilova M, Maeno H, Morita H: *Mumic acids A-E: new diterpenoids from mumiyo.* J Nat Med. 2014 Jan;68(1) 199-205. doi:10.1007/s11418-013-0771-2. PMID: 23609027; PMCID: PMC4353885

Gnananath K, Nataraj KS, Rao BG, Kumar KP, Mahnashi MH, Anwer MK, Umar A, Iqbal Z, Mirza MA: *Exploration of fulvic acid as a functional excipient in line with the regulatory requirement.* Environ Res. 2020 Aug;187 109642. doi:10.1016/j.env res.2020.109642. PMID: 32445947

Schepetkin IA, Xie G, Jutila MA, Quinn MT: *Complement-fixing activity of fulvic acid from Shilajit and other natural sources.* Phytother Res. 2009 Mar;23(3) 373-384. doi:10.1002/ptr.2635. PMID: 19107845; PMCID: PMC2650748

Stavropoulos K, Sotiriadis A, Patoulias D, Imprialos K, Dampali R, Athyros V, Dinas K: *Pseudohyperaldosteronism due to mumijo consumption during pregnancy: a licorice-like syndrome.* Gynecol Endocrinol. 2018 Dec;34(12):1019-1021. Doi: 10.1080/09513590.2018.1480713. Epub 2018 Jun 22. PMID: 29933704

Kececi M, Akpolat M, Gulle K, Gencer E, Sahbaz A: *Evaluation of preventive effect of shilajit on radiation-induced apoptosis on ovaries.* Arch Gynecol Obstet. 2016 Jun;293(6) 1255–1262. Doi:10.1007/s00404-015-3924-6. PMID: 26530234

AGARWAL, SURAJ & Anwer, Md. Khalid & RAJESH, KHANNA & Asgar, Ali & Sultana, Yasmin (2010): *Humic acid from Shilajit: A physico-chemical and spectroscopic characterization.* Journal of the Serbian Chemical Society. 75. 10.2298/JSC1000006A

Bhattacharyya, S. & Pal, Devesh & Banerjee, D. & Auddy, B. & Gupta, Amartya & Ganguly, Partha & Majumber, U.K. & Ghosal, S. (2009): *Shilajit dibenzo-a-pyrones: Mitochondria targeted antioxidants.* Pharmacologyonline. 2. 690–698

Weitere Literatur kann beim Verfasser angefordert werden über Dr.Windmann@freenet.de

Aufgrund der Erfahrungen aus den ersten Auflagen, dass Bezugsquellen sehr schnell veralten, bietet der Autor eine weitergehende Literaturliste der wissenschaftlichen Publikationen zum Thema Mumijo/Shilajit sowie Informationen zu Bezugsquellen an.

Weiterführende Informationen zu Mumijo

Oft handelt es sich hier um Filme zu Mumijo (Shilajit) in der jeweiligen Landessprache, doch kann man sehr schön sehen, wie Mumijo aus den Felsritzen quillt, gesammelt und verarbeitet wird. Sollten die Codes nicht funktionieren, sind sie auf der Website des Verlags im Downloadbereich des Titels „Mumijo“ hinterlegt und einsehbar.

https://www.youtube.com/watch?v=snHuiH1ZTlM
Der Kanal heißt „Shilajit Mumio“

https://www.youtube.com/watch?v=9xZIgt_50aQ
wie oben, aber detailreicher

https://www.youtube.com/watch?v=99Cy8crmfj4
Pakistan, aufwändige Bilder von der Suche

https://www.youtube.com/watch?v=o-_pf4votGc
Mumijo in einer Höhle

https://www.youtube.com/watch?v=xJQJvNonUn0
alter Lehrfilm zu Mumijo in russischer Sprache

https://www.youtube.com/watch?v=tMOc6LE7CZM
Bilder von der Herstellung

https://www.youtube.com/watch?v=KiFL0zTXTSY
Bilder von Mumijo in Pakistan, wie es aus den Steinen hervorkommt

https://www.youtube.com/watch?v=qxgMLSq_X0Q
Fernsehshow auf Rossija 1 (in russischer Sprache)

https://www.dge.de/fileadmin/public/doc/ws/stellungnahme/DGE-Stellungnahme-VitD-210803.pdf

https://www.deutsche-apotheker-zeitung.de/daz-az/2017/daz-48-2017/nachruf-auf-protelos

https://www.herbano.com/de/ratgeber/magnesiumstearat#

https://www.youtube.com/watch?v=vA8r65mPKlk
Mumijoaustritt aus den Felswänden (ab 1:27, abgerufen am 23. August 2021)

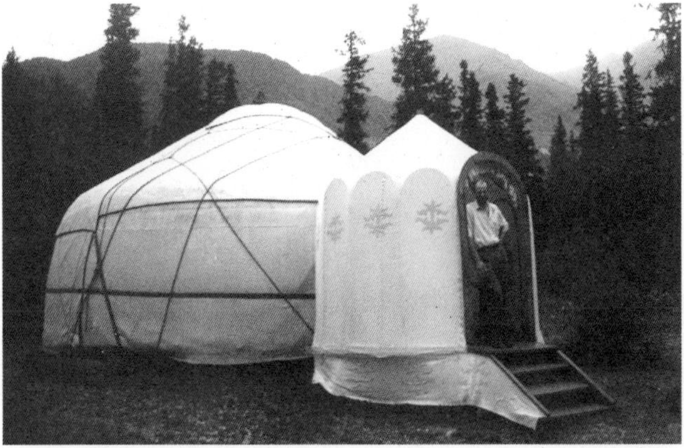

Abbildung 26: Der Autor vor der Präsidenten-Jurte im Nationalpark Ala Archa, Kirgistan

Danksagung

Danken möchte ich

- meiner Frau Jutta dafür, dass sie mir im Betrieb den Rücken freihält, was ein Projekt wie dieses Buch überhaupt erst möglich macht;
- Dr. Nicolai M. Lawrenjuk, Bishkek/Rep. Kyrgyzstan, für die Überlassung der Skripte der technologischen Verfahrensweisen, den Einblick in die Patente und die Produktion sowie die vielen technischen Detailgespräche am kirgisischen Küchentisch bei Piwo, Pilmeni, Borschsch, Malina und sonstigen Leckereien von Mutter Lawrenjuk;
- Nikolai Lawrenjuk jun., Emsbüren, der für die erste Auflage freundlicherweise den wesentlichen Teil der Übersetzungsarbeit leistete und Bildmaterial aus seinem privaten Fundus zur Verfügung stellte;
- Dr. med. Valentina Krenik für die Beschaffung und fachkundige Übersetzung der Literatur von Prof. Shakirov;
- last, not least Eva Wagner, die mir vom Verlag als sehr kritische Lektorin an die Seite gestellt wurde und mich als Biologin bei mancher Unklarheit in die Spur brachte.

Über den Autor

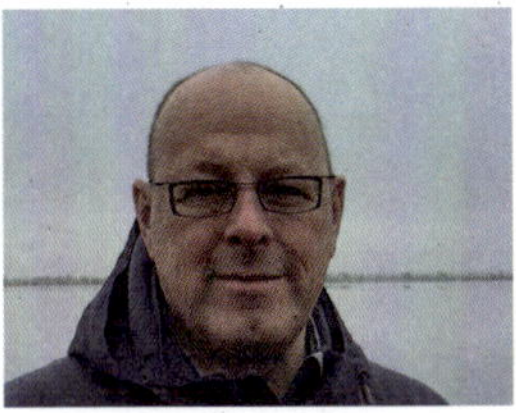

Dr. Wolfgang Windmann studierte Chemie und wechselte dann zur Pharmazie, wo er sein Apothekerexamen ablegte. Es folgte eine dreijährige wissenschaftliche Tätigkeit an der Universität Würzburg, die mit der Promotion zum Doktor der Naturwissenschaften abgeschlossen wurde. Seit 1994 beschäftigt er sich mit Mumijo, zwei Reisen führten ihn 1998 und 1999 nach Zentralasien. Hier wurde er vertraut mit der Entstehung und Gewinnung von Mumijo, und ein erster Ratgeber zum Thema entstand.

Heute betreibt er einen eigenen pharmazeutischen Herstellungsbetrieb in Ihrhove/Ostfriesland und ist nebenbei freiberuflich als Autor und Produktentwickler mit dem Schwerpunkt Naturstoffe tätig.

Anschrift des Verfassers:
Dr. rer. nat. Wolfgang B. Windmann,
Mendelssohnstraße 8
D–26810 Ihrhove

Dr.Windmann@freenet.de

Unter folgendem Link oder über Einscannen des QR-Codes können Sie die Bezugsquellen einsehen: https://www.windpferd.de/index.php/downloads/dl/file/id/1148/product/0/mumijo_bezugsquellen.pdf

Liebe Leserin, lieber Leser,

wenn Ihnen dieses Buch gefallen hat, würden wir uns sehr über eine positive und authentische Bewertung freuen. Rezensionen sind ein wichtiges Feedback für uns und ein wertvoller Lohn für unsere Arbeit.

Bewerten Sie direkt über www.windpferd.de oder auf der Website Ihrer Lieblingsbuchhandlung.

Der Autor und der Verlag freuen sich auch, wenn Sie Ihre persönlichen Erfahrungen mit Mumijo mit uns teilen möchten.

Vielen Dank,

Ihr Dr. Wolfgang Windmann

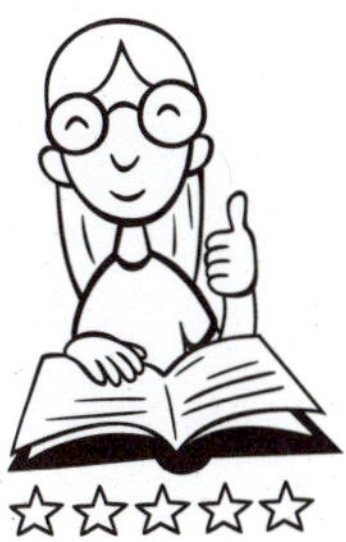

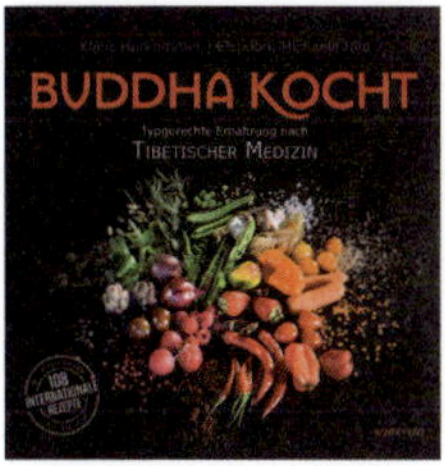

Klaus Herkommer, Eleonore Hild

Buddha kocht

Typgerechte Ernährung nach Tibetischer Medizin

Essen Sie sich gesund durch Ihr typgerechtes Ernährungskonzept. Mit 108 gesunden und wohlschmeckenden internationalen Rezepten, wird Ihnen der Einstieg in die individuelle Ernährung nach Tibetischer Medizin leicht gemacht!

208 Seiten · ISBN 978-3-86410-225-7

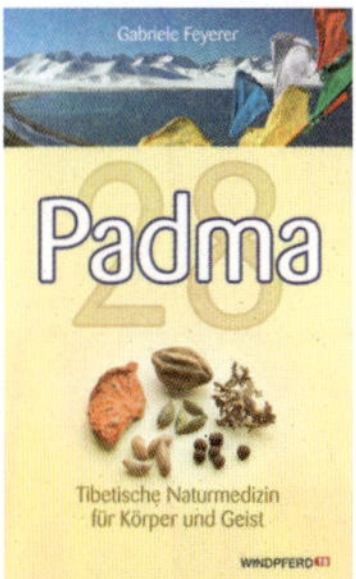

Gabriele Feyerer

Padma 28

Tibetische Naturmedizin für Körper und Geist.

Dieses Buch bietet einen guten Einstieg in die vielfältigen Möglichkeiten tibetischer Medizin und zugleich ausführliche Informationen über eines der interessantesten tibetischen Kräutermittel.

200 Seiten · ISBN 978-3-89385-651-0

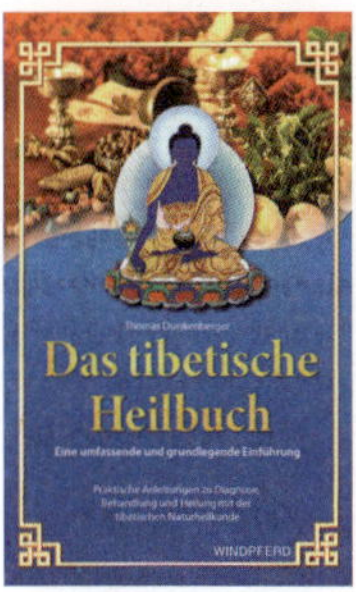

Thomas Dunkenberger

Das tibetische Heilbuch

Eine umfassende und grundlegende Einführung – Praktische Anleitungen zu Diagnose, Behandlung und Heilung mit der tibetischen Naturheilkunde

Die Lehren Buddhas und ihre tibetische Medizin – diese Geheimnisse braucht unsere Welt im Wandel!

304 Seiten · ISBN 978-3-86410-230-1